24节气小儿养生和推拿宝典

林穗华 叶绮娜 编著

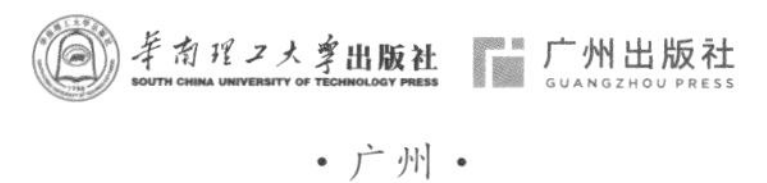

·广州·

感谢害羞的林一翔小朋友愿意当我们的小模特

图书在版编目（CIP）数据

24 节气小儿养生和推拿宝典／叶绮娜，林穗华编著. —广州：华南理工大学出版社：广州出版社，2023. 9

ISBN 978 – 7 – 5623 – 7367 – 4

Ⅰ. ①2… Ⅱ. ①叶… ②林… Ⅲ. ①儿童 – 养生（中医） ②小儿疾病 – 推拿 Ⅳ. ①R212 ②R244. 15

中国国家版本馆 CIP 数据核字（2023）第 092326 号

24 JIEQI XIAO' ER YANGSHENG HE TUINA BAODIAN

24 节气小儿养生和推拿宝典

叶绮娜　林穗华　编著

出 版 人： 柯　宁

出版发行： 华南理工大学出版社

（广州五山华南理工大学 17 号楼，邮编 510640）

http://hg. cb. scut. edu. cn　E-mail：scutc13@ scut. edu. cn

营销部电话：020 – 87113487　87111048（传真）

广州出版社

（广州市天河区天润路78号9、10楼，邮编510635）

www. gzcbs. com. cn

责任编辑： 肖　颖　李佰幸

责任校对： 李秋云　李少芳

印 刷 者： 广州市快美印务有限公司

开　　本： 889mm × 1194mm　1/32　**印张：** 4. 25　**字数：** 123 千

版　　次： 2023 年 9 月第 1 版　**印次：** 2023 年 9 月第 1 次印刷

定　　价： 38. 00 元

序

近年来，国家在不断推广中医养生、保健工作，2019 年中共中央、国务院印发的《关于促进中医药传承创新发展的意见》中明确提出，要“强化中医药在疾病预防中的作用”“大力普及中医保健知识”。作为中医药学的重要组成部分，中医儿科学对小儿的生理、病理特点有独到认识，在养生、保健方面也别具特色，例如不需要打针、吃药，通过饮食、推拿等方法，就可以起到调节人体阴阳平衡、改善小儿体质的效果，进而增强小儿抗病能力。

中国传统的 24 节气是历法中表示自然节律变化的特定节令，是上古农耕文明的产物。它不仅指导着先民们的农业生产，还与日常生活息息相关，体现了中华民族悠久的文化内涵及智慧。本书的特色在于将传统历法与对儿童的保健、养生结合起来，体现了中医养生观中“天人合一”的思想。书中除了根据不同节气的特点，提供儿童日常生活起居、饮食、运动指导外，还介绍了多套简便有效的小儿推拿手法；此外，文末还附上常见的药食同源类中药的图片及介绍，是一本较全面的儿童养生入门类图书。值得一提的是，本书还提供经典小儿调养案例分析，对中医育儿有兴趣的读者，不妨认真揣摩，可能会从中得到更多的启发。

儿童的健康成长，不仅影响家庭的发展，甚至关乎整个国家及民族的兴衰，因此，切实做好儿童保健的中医教育工作，合乎国情，利国利民。希望通过本书，读者们对于中医小儿养生，能有更深入的了解和认识。

陈晓刚

2023 年 4 月 21 日

前 言

中医养生学说的历史源远流长，自华夏文明诞生之时始，便不断发展、成熟。早在数千年前的《黄帝内经》中，便有养生法则相关的记载：“上古之人，其知道者，法于阴阳，和于术数，食饮有节，起居有常，不妄作劳，故能形与神俱，而尽终其天年，度百岁乃去。”可见，古人对于养生有着独特的见解。

中医养生的核心思想与中国古代道家的哲学思想——法与自然息息相关。道家鼻祖老子言：“人法地，地法天，天法道，道法自然”，简而言之，人是自然界的产物，需遵循自然规律而生活。传统的24 节气基本上囊括了中国一年中四季交替的准确时间以及自然现象发生的规律。根据中医“天人相应”的原则，人身处自然界中，理应根据不同的节气变化，相应地改变自身的生活作息、饮食、运动等，以此达到“天人合一”的理想境界，从而预防疾病的发生。小儿虽为“纯阳之体”，精力旺盛，发育迅速，但“五脏六腑，成而未全，全而未壮”，极易感受外邪侵袭而发病，因此更需要做好日常的调理养生，以减少疾病发生的概率。

目前市面上关于成人节气养生的书籍琳琅满目，但针对小儿节气养生的书籍却非常稀缺。本书出版主要是为了填补此空白。本书根据春、夏、秋、冬四季，概括不同季节小儿调养的重点。四季调养虽侧重不同，但均重视脾胃，以做到小儿“四季脾旺而不受邪”。每个季节各分六个节气作论述，每个节气调养内容包括起居养生、饮食宜忌、运动养生、食疗药膳和小儿推拿五个方面，尽量做到“衣、食、住、行”样样兼顾。需要说明的是，书中的食疗药膳均以 3 岁以上儿童用量为参考。另外，每一节气文末均会附上一段药膳小知识，简单介绍 1~2 种小儿常用的食疗药材，扩充读者的知识面。同时，书中还会介绍一部分常用的小儿中医特色外治法，包括膏方、天灸、药浴、香佩疗法、药茶等，让读者对小儿中医养生方法有更深入的了解。最后，我们会选取几个较典型的、关于小儿调养方面的疑问进行详细的解答，希望能为广大读者在中医育儿方面提供实质性的参考。

本书是“广州市针灸医院‘1+N’项目”的子项目之一。按照当今社会的发展形势来看，未来医学追求的目标，将会更多在预防、保健、康复和早期的健康生活上。儿童是祖国的花朵，孩子们健康、快乐地成长是我们广大医护工作者以及家长们共同的愿望。希望我们能携手共进，一起完成这个平凡而又伟大的任务！

目录

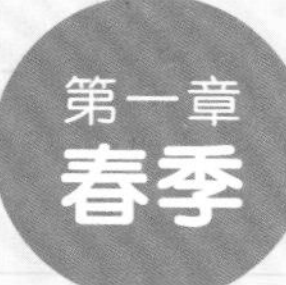

第一章 春季

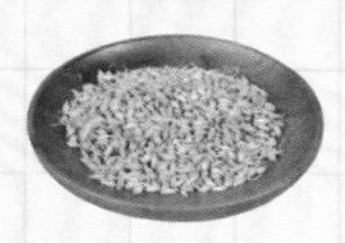

第二章 夏季

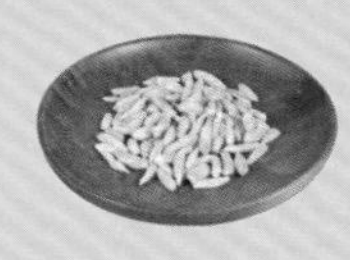

第三章 秋季

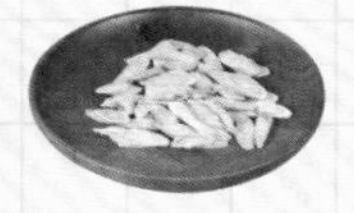

第四章 冬季

第五章 常用的中医特色外治法 105

第六章 经典小儿调养案例分析 117

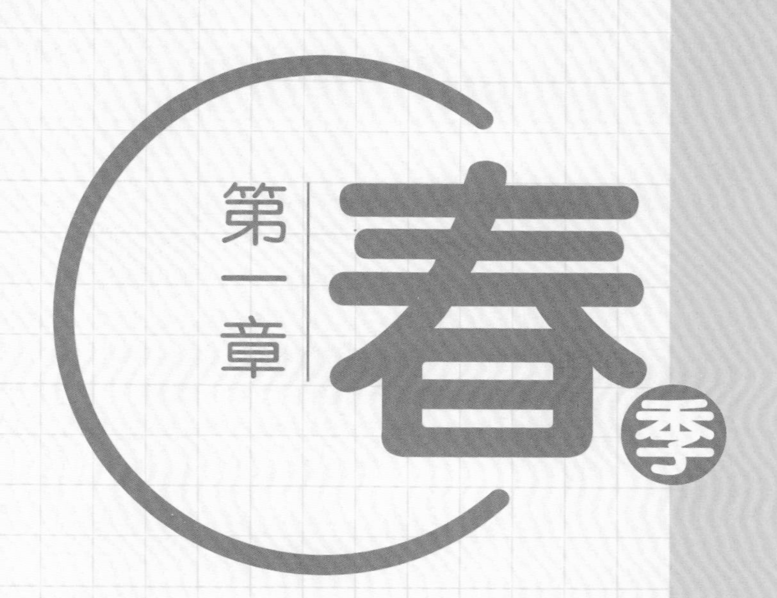
第一章
春季

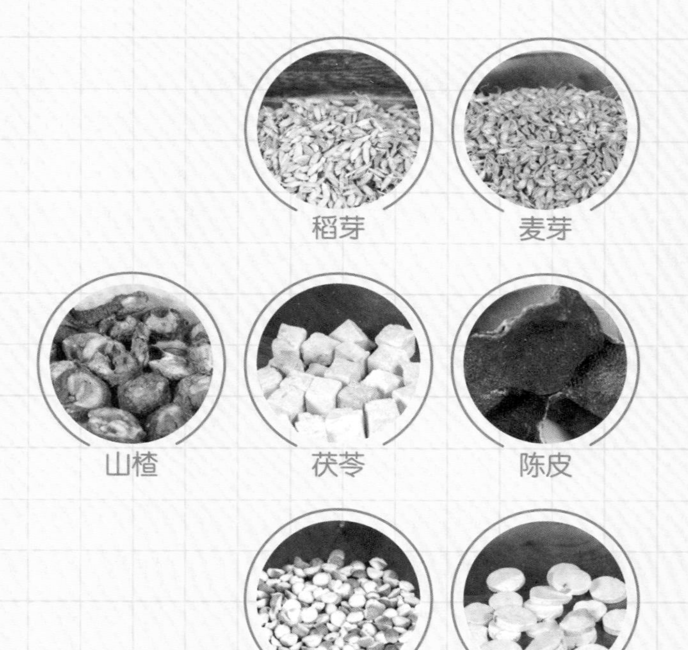
稻芽
麦芽
山楂
茯苓
陈皮
芡实
山药

立春

立春，是24节气中的第一个节气。立春之名在明代王象晋的《二如亭群芳谱》中解释为："立，始建也。春气始而建立也。"立春的到来标志着万物闭藏的冬季已过去，开始进入风和日暖、万物生长的春季。此时虽依然春寒料峭，但寒冬已尽，春回大地，万物复苏，大自然生机勃发。欢乐的新春佳节肯定少不了各种美味佳肴及好玩的户外活动，因小儿"寒温不知自调，饮食不知自节"，节日期间易出现感冒、咳嗽、积滞、泄泻、呕吐等呼吸道及消化道疾病，因此，立春期间小儿养生应注意以下这些事项。

一、起居养生

立春虽意味着寒冷的冬季已经结束，万物复苏的暖春即将来临，但是，全国各个地区由于地理位置不同，气候差别很大。南方地区立春前后常以湿冷多见，俗话说"春捂秋冻"，故初春必须注意防寒保暖，不可顿减小儿厚衣。日常外出时，衣着应松软轻便、贴身保暖为宜，家长可常备汗巾，注意擦拭小儿项背汗以免由于"汗出当风"而感外邪。另外，建议小儿早睡早起，保证充足的睡眠时间，以免影响身体发育。

二、饮食宜忌

立春之时，饮食宜清淡平补为主，日常除尽量少吃煎炸油腻、干燥辛辣及生冷寒凉的食物之外，还需少吃一些酸敛的食物，如李子、山楂、柠檬等。建议多吃燕麦、小麦、糯米、玉米等健脾养胃之品，做到"谨和五味，省酸增甘"，可助后天之本，培养正气。同时，因为春季阳气上升容易伤阴，所以要特别注重小儿的养阴，日常可以适当食用百合、莲子、枸杞等具有养阴作用的食物。

三、运动养生

小儿早春锻炼不宜太早。因为早春二月，清晨气温较低，故小儿户外活动时间最好安排在太阳出来之后，而且春季运动时不宜出汗过多，否则易受凉感冒，引发各种呼吸道疾病。可以中、小强度的活动为主，“微微出汗”为佳，如散步、跳绳、踢毽子等，时间30~40 分钟即可。

四、食疗药膳（以 3 岁以上儿童用量为参考）

1. 谷麦陈肾汤

材料：谷芽 10 g，麦芽 10 g，陈肾（腊鸭肾）2 个，蜜枣 1 颗。

做法：陈肾切片，清水浸泡 2 小时；麦芽、谷芽、蜜枣洗净。以上材料放入锅内，加适量清水；武火煮沸，文火煲 1~1.5 小时，加食盐调味。

功效：健脾开胃，疏肝除烦。

2. 莲子百合羹

材料：干莲子 10 g，干百合 10 g，鸡蛋 1 个，白糖适量。

做法：莲子、百合同放入锅中，加适量清水，炖至软烂后，加入鸡蛋、白糖，鸡蛋熟后即可食用。

功效：养阴补脾，宁心安神。

五、小儿推拿

1. 清补脾经

定位：拇指桡侧缘。

操作手法：在拇指桡侧缘的指端至指根部位来回直推，100~300 次。

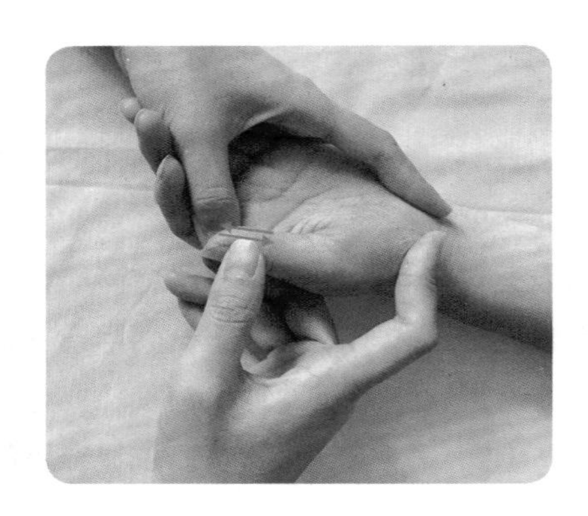

扫码观看操作

2. 工字擦背

定位：工字是一个面积较广的区域，其上横为大椎穴、风门穴、肺俞穴水平线（①）；中间一竖为脊柱（②）；下横为肾俞穴、命门穴水平线（③）。

操作手法：先横擦大椎穴、风门穴、肺俞穴水平（肩胛部），以透热为度；然后直擦脊柱督脉，以透热为度；最后再横擦肾俞穴、命门穴水平（腰骶部），以透热为度。

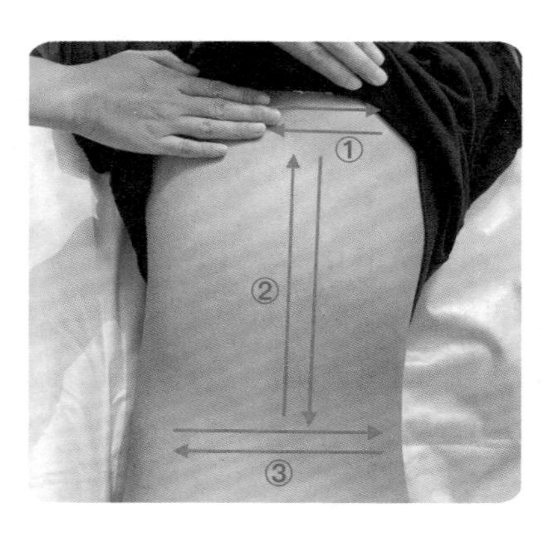

扫码观看操作

3. 清肝经

定位：食指末节螺纹面。

操作方法：一手托住小儿的手掌，用另一手从食指掌面末节指纹推向指尖，100~300 次。

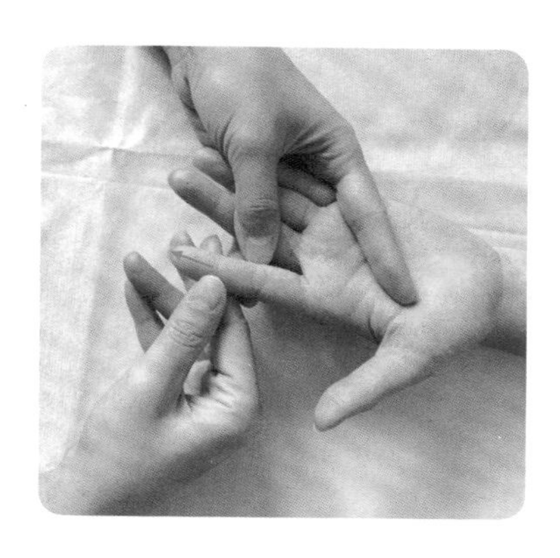

扫码观看操作

本组推拿手法具有清补脾胃，疏肝补肺的作用。

药膳小知识

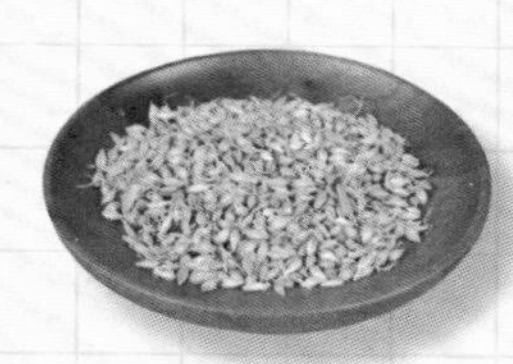

麦　芽

性味：味甘，性平。

归经：归脾、胃经。

功效：消食健胃，回乳消胀。

主治：米面薯芋食滞，妇女断乳或乳汁郁积之乳房胀痛，肝气郁滞或肝胃不和之胁痛、腹痛。

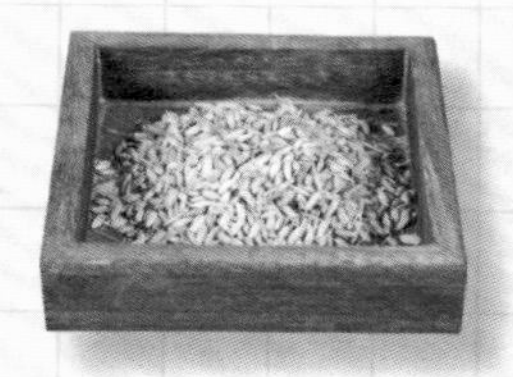

稻　芽

性味：味甘，性温。

归经：归脾、胃经。

功效：消食和中，健脾开胃。

主治：米面薯芋食滞及脾虚食少，消化不良。

※ 稻芽和麦芽均是治疗小儿食积常用的药膳材料，能促进淀粉类食物的消化，但相比之下，麦芽消食健胃能力较强，而稻芽更加适用于轻症或病后脾虚的小儿，二者经常搭配在一起使用。此外，对于小麦过敏者，需慎用麦芽。

雨 水

雨水，是 24 节气中的第二个节气。雨水时节，天气开始变暖，无论南北，降雨开始增多，故而命名这一节气为雨水。南方地区雨水时节，天气变化不定，常忽冷忽热，乍暖还寒。这时候湿气重，降雨多，且湿中有寒，故这阶段一定要提防“倒春寒”对小儿健康的影响。

一、起居养生

雨水时节虽阳气渐增，但降水增多，天气依然寒冷，自然界阳少阴多。中医认为“天人相应”，故此时人体抵抗力相对不足，易引发新病或旧疾，因此这一时节养生需注意保暖，并预防风、寒、湿邪的侵袭。小儿肌肤薄弱，易受外邪侵袭，尤其不可顿减其厚衣。日常外出时，必待日光。由于湿气通于脾，脾位于腹部，因此做好腹部保暖不但有助于小儿消化，还可以预防寒性腹泻。其中，睡前摩腹就是一个简单而有效的小方法，既可以暖腹，又可以提高小儿的睡眠质量。

二、饮食宜忌

雨水节气来临前后，寒湿之邪最易困着脾脏，妨碍食物的正常消化吸收。因此，雨水节气在饮食方面应注意补脾。由于甘味食物能补脾，所以应多吃豇豆、白扁豆、黄豆、胡萝卜、芋头、红薯、土豆、芡实、茯苓等，少吃酸味及生冷油腻的食物，以顾护脾之阳气。粥被古人誉为“天下第一补人之物”，适当多喝米粥可补养脾胃之气。粥以大米或小米为主，适当加一些红豆、白扁豆，不仅能增加口感层次，还能起到健脾祛湿的效果，帮助脾胃升清降浊，促进食物的消化吸收。

三、运动养生

雨水时节白天渐长，黑夜渐短，为顺应大自然的节律，需适当增加日间活动时间。小儿户外活动应选择天气晴朗之时，可以做一些中小强度的活动。不适宜进行接触水湿类的运动，如游泳、冲浪等；建议多做可以接触阳光的运动，如散步、打篮球、打羽毛球、骑单车等。

四、食疗药膳（以 3 岁以上儿童用量为参考）

1. 胡萝卜南瓜粥

材料：胡萝卜半根，贝贝南瓜一个半，大米 30 g，糯米 15 g，盐适量。

做法：大米、糯米清洗、浸泡 2 小时；锅中烧热水，倒入米后再放入去皮切块的南瓜和切碎的胡萝卜，熬煮至软烂，加入适量食盐调味即可。

功效：健脾和胃。

2. 木瓜薏苡仁排骨汤

材料：木瓜 1/3 个，炒薏苡仁 10 g，陈皮 2 g，排骨 100 g，生姜 2 片。

做法：木瓜洗净，去籽、削皮切块，备用；炒薏苡仁可提前洗净后清水浸泡 2 小时；排骨洗净切块后焯水备用。上述材料一同放入锅中加水，先用大火煮沸，撇去浮沫，再用小火熬煮 15~20 分钟，放适量食盐调味。

功效：健脾祛湿。

五、小儿推拿

1. 摩腹

定位： 整个腹部。

操作手法： 全掌摩腹，顺时针与逆时针各摩腹 1~3 分钟。

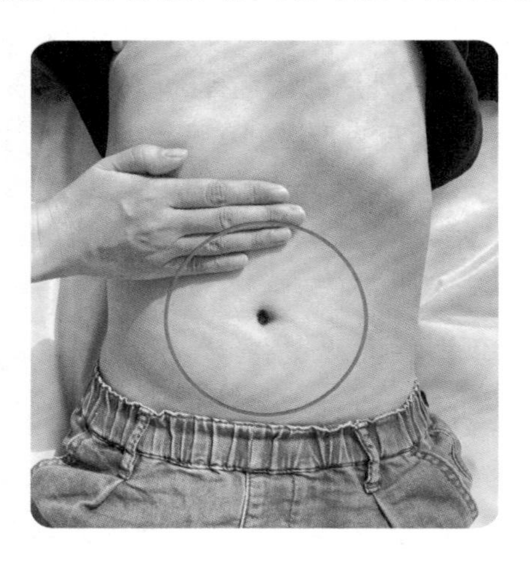

扫码观看操作

2. 揉按中脘

定位： 肚脐上 4 寸，剑突与脐连线的中点。

操作手法： 拇指指腹按揉之，1~3 分钟。

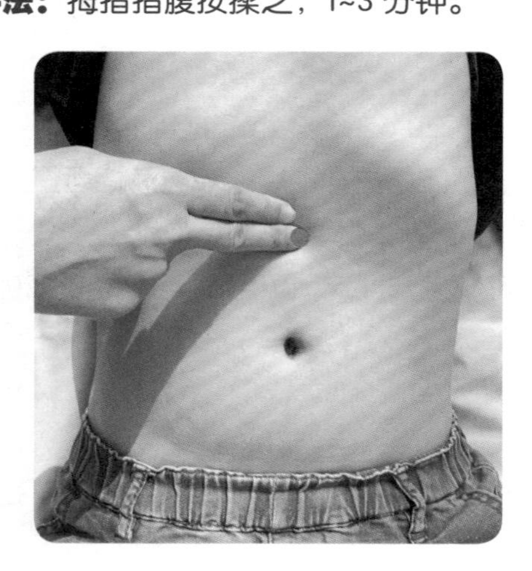

扫码观看操作

3. 运板门

定位：手掌大鱼际平面。

操作手法：用大拇指指腹在大鱼际处做环形运动，50~200 次。

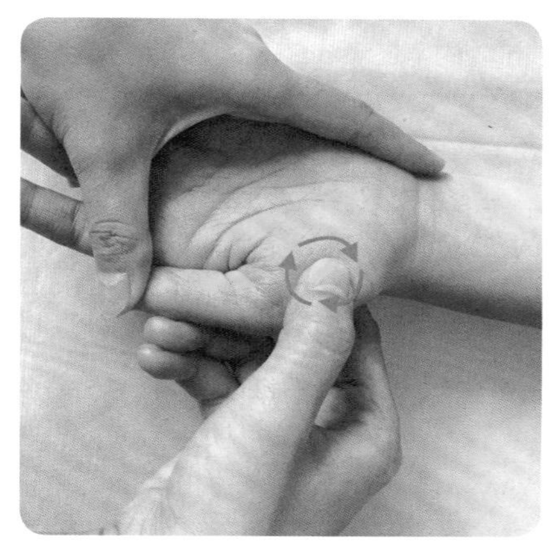

扫码观看操作

本组推拿手法具有健脾祛湿，醒脾开胃的作用。

药膳小知识

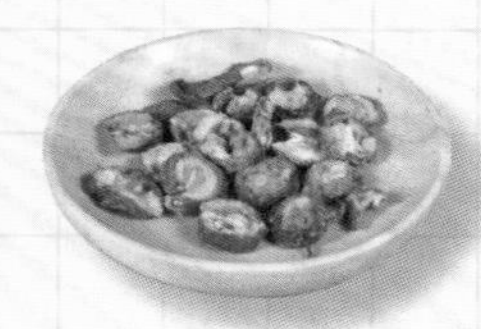

山　楂

性味：味酸、甘，性微温。

归经：归脾、胃、肝经。

功效：消食化积，行气散瘀。

主治：小儿饮食积滞，泻痢腹痛，疝气痛，瘀阻胸腹痛、痛经等。

※ 山楂含多种有机酸，口服能增加胃中消化酶的分泌，增强脂肪酶、蛋白酶的活性，促进肠道蠕动，对肠道功能紊乱有明显的双向调节作用，有助于机械性和化学性消化。中医认为山楂只“消”不补，对于无积滞或脾胃较虚弱小儿须慎用，以免进一步损伤其脾胃之气。

惊 蛰

惊蛰，是24节气中的第三个节气。惊蛰的本义是指春雷初响，惊醒了蛰伏于地下冬眠的昆虫。从气候特点看，惊蛰后气温明显上升，是全年气温回升最快的节气。这时气候虽日趋暖和，但阴寒未尽，降雨量也偏多，突如其来的冷空气较强，早晚与中午的温差较大。“乍暖还寒”是本节气的典型特征。加上春季本以风为主气，风挟毒邪侵袭肺卫、肌表，小儿可能出现感冒、咳嗽、过敏性鼻炎等呼吸系统疾病，以及皮肤瘙痒、干燥、荨麻疹等皮肤科疾病。故惊蛰前后小儿养生保健的主旨应从顺应气候变化、规避患病风险以及提高自身免疫力着手。

一、起居养生

按五行学说，春与肝相应，惊蛰时春阳上升，易致小儿肝阳偏盛，出现脾气暴躁、睡眠不宁等情况。因此，家长平时须尽量保证心境平和，耐心教导小儿，日常可与孩子一起参加亲子互动类的活动，多陪伴孩子，让小儿心情舒畅；睡前尽量避免玩闹得太兴奋，可提前播放一些舒缓的轻音乐或给孩子讲些温馨的睡前故事，可以在一定程度上提高小儿的睡眠质量。惊蛰时节仍需继续做好小儿的防寒保暖，尤其是背部、腹部的保暖，以及做好皮肤保湿，以有效预防春季感冒、腹泻、皮肤瘙痒等情况发生。

二、饮食宜忌

惊蛰时期小儿饮食是以“春夏养阳”为总体原则，应顺肝之性，助益脾气，令五脏和平。饮食应清温平淡，多食用一些新鲜蔬菜及蛋白质丰富的食物，如春笋、香椿、菠菜、鸡蛋、牛奶等（牛奶、鸡蛋过敏者除外），以增强体质，抵御病菌的侵袭。同时，可适当多进食能升发阳气的食物，如韭菜、荠菜、茴香等。另外，继续坚持“省酸增甘”的原则，少吃酸味食物如山楂、柠檬、乌梅、李子等，多吃芡实、茯苓、白扁豆等以颐养脾胃。

三、运动养生

《黄帝内经》曰：“春三月，此谓发陈。天地俱生，万物以荣。夜卧早起，广步于庭。被发缓形，以使志生。”据此，建议小儿在此时节多进行户外运动，如踏青、散步、放风筝等，可以使小儿精神愉悦、身体健康。但运动后一定要注意及时擦汗、更衣，以免因为受凉而生病。

四、食疗药膳（以 3 岁以上儿童用量为参考）

1. 山药薏仁茶

材料：山药（干品）10 g，炒薏苡仁 10g。

做法：山药、炒薏苡仁洗干净后加入 500 mL 水，锅中熬煮半小时后当茶喝，不拘时服。

功效：健脾利湿。

2. 白术淮山鲫鱼汤

材料：鲫鱼 1 条，白术 5 g，山药（干品）10 g，生姜 2 片，葱花、食用油、麻油、盐适量。

做法：鲫鱼洗干净备用。白术、山药加水适量，煎煮半小时后过滤去渣，取药汁；锅中加少量食用油，放入鲫鱼小火煎至两面金黄后，加入药汁及生姜，煮至汤色发白，鲫鱼全熟后，加入葱花、食盐及少量麻油调味即可。

功效：益气补虚。

五、小儿推拿

1. 揉按中脘

定位：肚脐上 4 寸，剑突与脐连线的中点。

操作手法：拇指指腹按揉之，1~3 分钟。

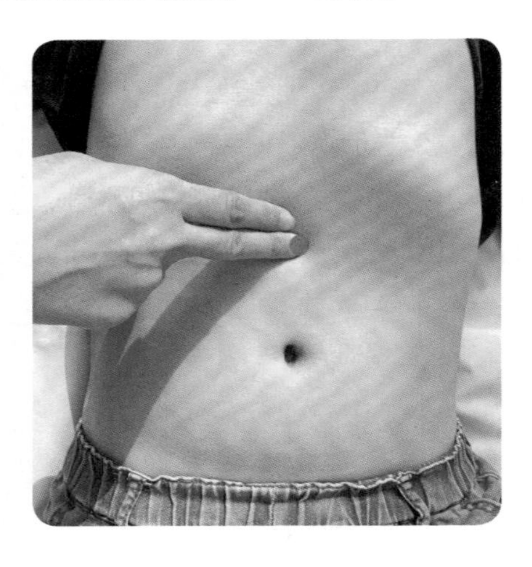

扫码观看操作

2. 揉内劳宫

定位：手掌正中，第三掌骨中点。

操作手法：拇指指腹揉之，1~3 分钟。

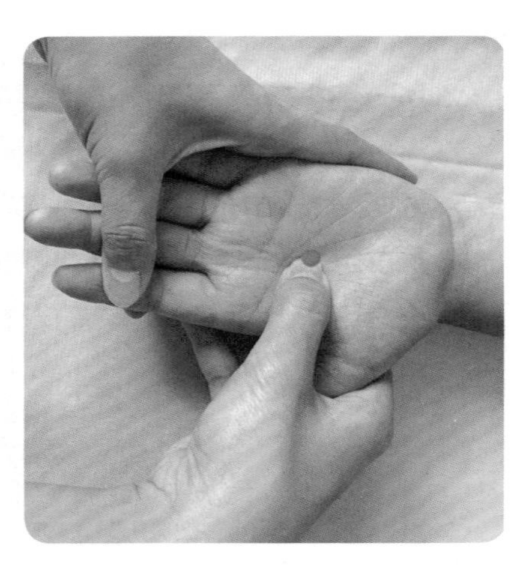

扫码观看操作

3. 掐揉四横纹

定位：掌面，食、中、无名、小指第一指间横纹。

操作手法：从食指纹起每捻揉 3~5 次，以拇指甲掐 1 次，捻掐完四指为 1 次，操作 5~10 次。

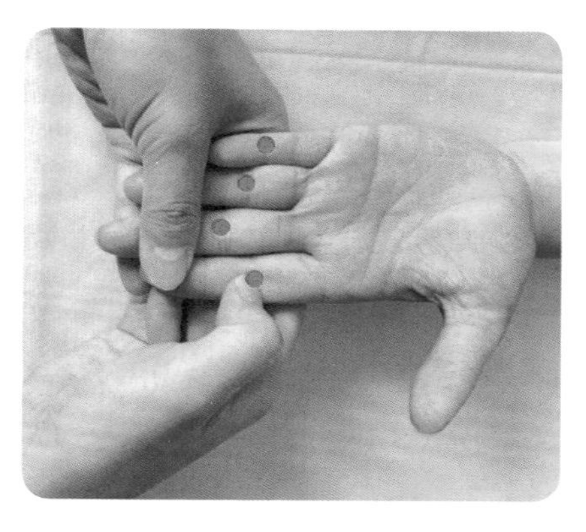

扫码观看操作

本组手法具有健脾安神，调和气血的作用。

药膳小知识

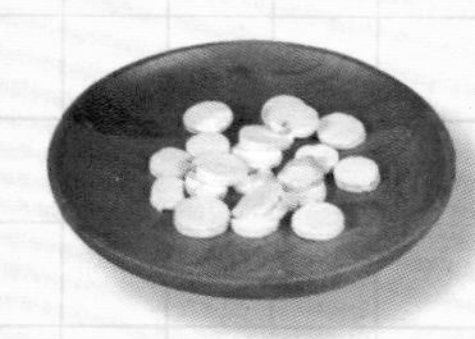

山　药

性味：味甘，性平。

归经：归脾、肺、肾经。

功效：益气养阴，补脾肺肾，固精止带。

主治：脾虚之食少便溏，脾虚湿浊下注之妇女带下，肺虚咳喘，肾虚之夜尿频多、遗尿以及消渴等。

※ 怀山药与淮山药的区别：淮山药中的“淮”是指现在的江苏、安徽，而怀山药的“怀”，古指怀庆府，现指焦作的温县；怀山药也称铁棍山药，外形细长，质地较硬，而淮山药则呈圆柱形，口感偏软糯。二者相比较，怀山药的药用价值更高，补益脾胃的效果也更好。

春分

春分，是 24 节气中的第四个节气。《春秋繁露》曰："春分者，阴阳相半也，故昼夜均而寒暑平。"春分时，太阳直射在地球赤道上，晨昏线恰好通过两极，全球各地昼夜平分。小儿春分养生，一要平抑肝阳，二要健脾益气，三要育肾养阴。春季与五脏的肝相应，因此，首要是养肝。我们除了应遵循春夏养阳、秋冬养阴的大原则外，由于春分节气平分了昼夜、寒暑，所以保健养生时还要注意保持小儿体内阴阳平衡状态。

一、起居养生

中医认为，肝属木，喜条达，与春令升发之阳气相应。因此，这一节气尤其需要注意小儿情绪方面的问题。"陪伴是最好的教育"，建议家长日常多注意小儿的陪伴需求，与小儿一起完成其力所能及的活动，如一起栽花种草、阅读、烹饪等，培养小儿的兴趣爱好和乐观开朗的性格。另外，春分后气候仍然多变，稍不注意容易感冒。所以，遇有大风大雨尽量不要外出，应根据气候变化和小儿体质增减衣服。

二、饮食宜忌

饮食调养总的原则是以清淡为主，宜甘少酸。此时节人体肝气旺、脾气弱，因为脾虚易致疲乏、四肢无力等，所以此时应当多吃甘平补脾之食物，如糯米、粳米、小麦等，或适当多吃时令蔬果，如香椿、韭菜、荠菜、春笋、樱桃、草莓等，还有一些滋肝益肾之品，如枸杞、黑芝麻、桑葚等。

三、运动养生

春分时节天气渐渐暖和，适合踏青、春游，也是放风筝的大好时机，小儿既可获得欢乐，又可运动全身、疏通经络、调和气血。其他运动方式还有散步、慢跑、踢毽子、打篮球、跳绳等，都具有良好的健身作用。一般要求每天运动 30~40 分钟，中等强度为主。

四、食疗药膳（以 3 岁以上儿童用量为参考）

1. 香椿芽炒蛋

材料：鸡蛋 1 个，香椿一小把。

做法：香椿洗净，择取香椿芽，开水下锅焯水 1 分钟，沥干水分后切粒；打鸡蛋，加食盐、香椿芽搅拌均匀后炒熟。

功效：健脾化湿。

2. 春笋肉片汤

材料：春笋 150 g，猪肉 80 g，生姜 2 片，葱花、生粉、盐、糖、食用油适量。

做法：春笋切片，泡水备用。猪肉切片，加适量生粉、食用油、糖、盐抓拌均匀，腌 10 分钟。锅中放少量食用油，放入姜片炒香，加入适量清水，水开后加入春笋，待笋熟后加入猪肉片，肉熟后加少量食盐调味，最后撒上葱花即可。

功效：益气和胃。

五、小儿推拿

1. 揉外劳宫

定位：掌背侧，与内劳宫相对，第二、三掌骨之间，约掌指关节后 0.5 寸（指寸）。

操作方法：拇指指腹揉之，1~3 分钟。

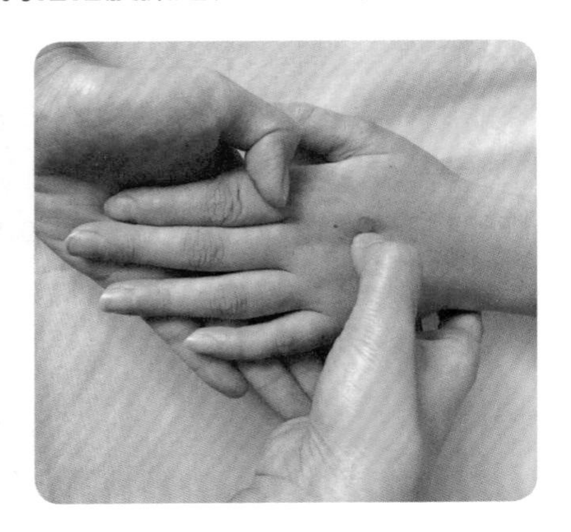

扫码观看操作

2. 捏脊

定位：后背正中，整个脊柱，从龟尾穴至大椎穴。

操作手法：以两手拇指置于脊柱两侧，从下向上推进，边推边以拇指与食中二指捏拿起脊旁皮肤。从龟尾穴往上捏至大椎穴为1行，操作 3~9 行。

注意：由于 6 月龄以下的婴儿肌肤薄弱，如果力度掌控不好，容易损伤宝宝，故不建议非专业人士进行本操作。

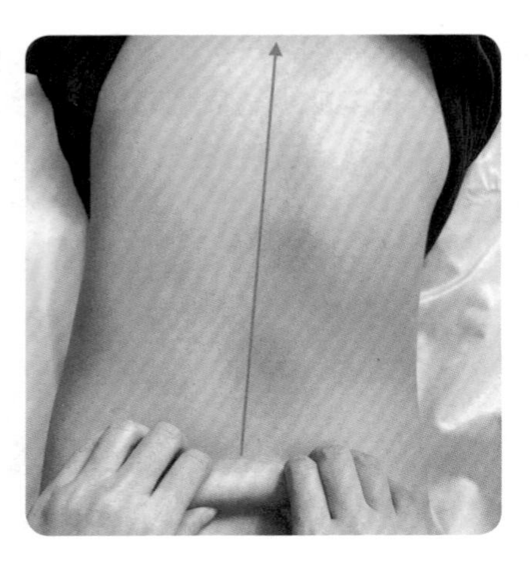

扫码观看操作

3. 顺运内八卦

定位：以手掌中心（内劳宫）为圆心，以圆心至中指根横纹的 2/3 距离为半径所画的圆形。

操作手法：拇指指腹顺时针在本穴上做环形运动，1~3 分钟。

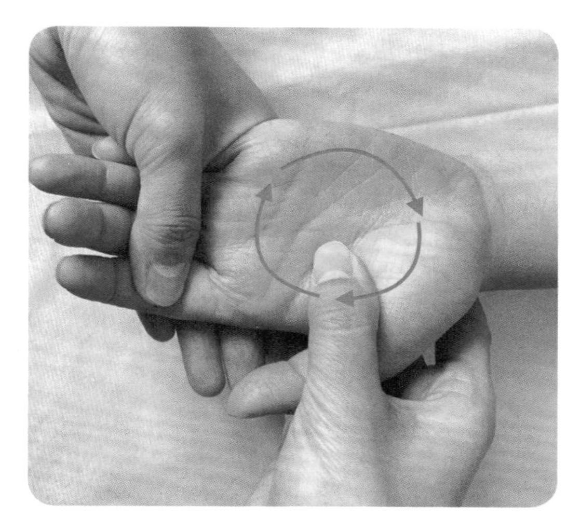

扫码观看操作

本组推拿手法具有通络健脾，理气和胃的作用。

药膳小知识

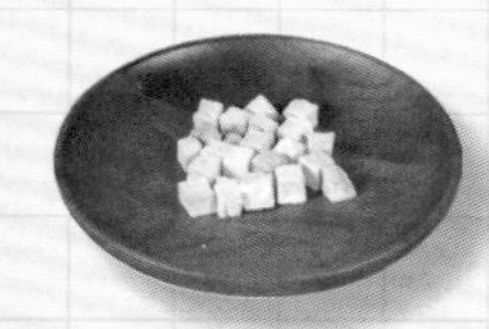

茯　苓

性味：味甘、淡，性平。

归经：归心、肺、肾经。

功效：利水渗湿、健脾、宁心。

主治：水肿尿少，痰饮眩悸，脾虚食少，便溏泄泻，心神不安，惊悸失眠。

※ 茯苓为多孔菌科真菌茯苓的干燥菌核，药性平和，是常用的儿童食疗药材之一。可做汤膳、养生粥等，亦可磨粉做糕点，如茯苓饼、茯苓糕等。

清 明

清明，是 24 节气中的第五个节气。《历书》:“斗指丁，为清明，时万物皆洁齐而清明，盖时当气清景明，万物皆显，因此得名。”清明含“上清下明”之意，即天空清而大地明。清明一到，气温升高，雨量增多，到处是繁忙的春耕景象。由于春暖花开，所以要小心花粉过敏引起小儿哮喘、过敏性鼻炎、荨麻疹等，也要谨防春瘟，即各种春季高发小儿传染病，包括流行性感冒 、流行性脑脊髓膜炎、猩红热、麻疹、流行性腮腺炎、风疹等。

一、起居养生

清明时节气候还不是很稳定，偶尔会有寒流侵袭。小儿肌肤薄弱，易受病邪侵害，建议家长平常应注意根据天气变化及时为小儿增减衣物。除此以外，日常还要注意居室通风，尽量少去人群密集的地方；有哮喘或者过敏性鼻炎病史的小儿尤其要注意少去人多的公园或植物园，如一定要外出，最好戴上口罩；出行时应选择好时间，一般来说，中午和下午是空气中花粉飘散浓度较高的时间，此时应尽量避免外出。

二、饮食宜忌

在我国南方，清明常有食用“青团子”或“艾糍”的传统。“青团子”及“艾糍”的主要成分之一是艾叶。艾叶味苦、性辛温，宜入肝、脾和肾，具有温经止血、祛寒止痛的功效，是春季疏肝顺气的良药。另外，清明时应慎食“发物”，包括海虾、螃蟹、羊肉等，可适当多食荠菜、桑叶、燕麦、荞麦、白扁豆、薏苡仁、花生、黄豆、马铃薯等。

三、运动养生

清明时节，最好选择天气晴朗的时候，在空旷通风的地方进行户外活动。运动方式以散步、登山、慢跑、踢毽子、打篮球、跳绳等为主。运动时要量力而行，不宜做运动量过大的活动。

四、食疗药膳（以 3 岁以上儿童用量为参考）

1. 桑叶黄豆排骨汤

材料： 桑叶 10 g，黄豆 20 g，排骨 100 g ，枸杞 5 g，生姜 2 片，蜜枣 1 颗。

做法： 桑叶、枸杞淘洗干净，排骨切段后焯水备用。黄豆浸泡 30 分钟后捞出，与排骨、枸杞、生姜、蜜枣同放锅中，加入适量清水熬煮约 1 小时后放入桑叶，再煮约 2~3 分钟，加入适量食盐调味即可。

功效： 疏肝明目。

2. 鳄鱼肉汤

材料： 鳄鱼肉（干品）30 g，瘦肉 30 g，陈皮 2 g，生姜 1 片。

做法： 鳄鱼肉泡发，切细条，焯水去掉腥味，瘦肉切片；以上材料放入锅内，加适量清水，武火煮沸后转文火煲 1~1.5 小时，最后加入少量的食盐调味即可。

功效： 补益肺脾。

五、小儿推拿

1. 按揉涌泉

定位： 足掌面，足掌前 1/3 与足掌中 1/3 交界处的凹陷处。

操作手法： 拇指指腹按揉之，1~3 分钟。

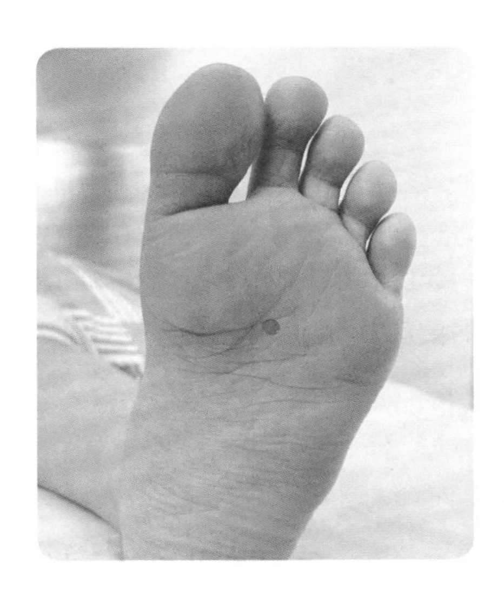

扫码观看操作

2. 捏脊

定位：后背正中，整个脊柱，从龟尾穴至大椎穴。

操作手法：以两手拇指置于脊柱两侧，从下向上推进，边推边以拇指与食中二指捏拿起脊旁皮肤。从龟尾穴往上捏至大椎穴为1行，操作 3~9 行。

注意：由于 6 月龄以下的婴儿肌肤薄弱，如果力度掌控不好，容易损伤宝宝，故不建议非专业人士进行本操作。

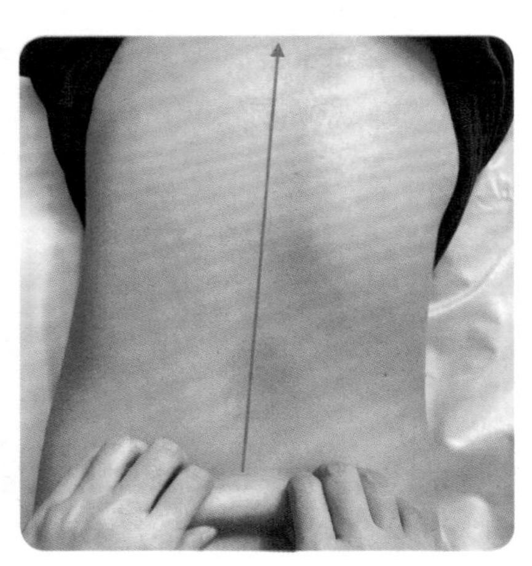

扫码观看操作

3. 摩腹

定位：整个腹部。

操作手法：全掌摩腹，顺时针与逆时针各摩腹 1~3 分钟。

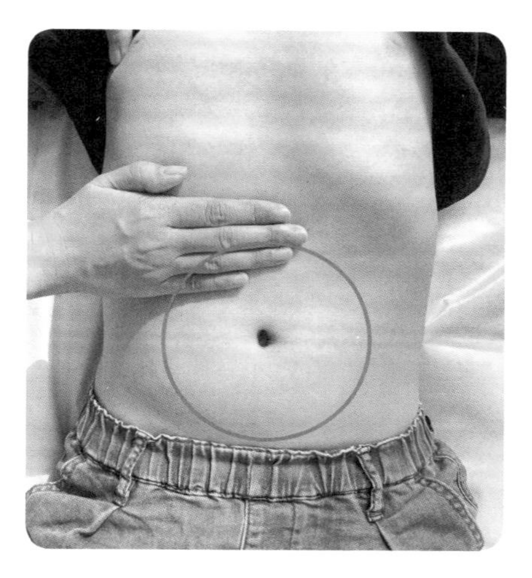

扫码观看操作

本组推拿手法具有健脾补肾的作用，可提高机体免疫力。

药膳小知识

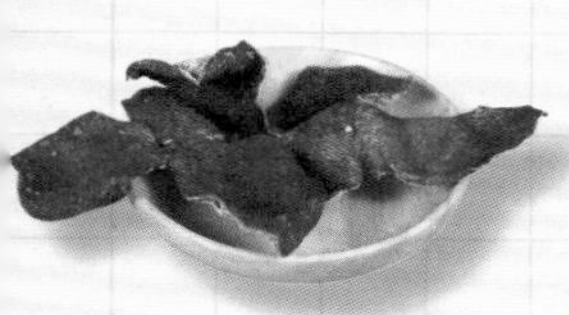

陈　皮

性味：味苦、辛，性温。

归经：归肺、脾经。

功效：理气健脾，燥湿化痰。

主治：用于脾胃气滞之脘腹胀满，呕吐呃逆，寒痰、湿痰咳嗽，胸痹等。

※ 陈皮产于广东、福建、四川、浙江、江西等地，其药效尤以广东省江门市新会区出产的为佳，俗称“新会陈皮”。陈皮在食疗中的用途非常广泛，除了用于日常各种汤膳、粥品外，还可以用在食材的调味上，如陈皮排骨、陈皮鸭等，也可以制成各种零食，如陈皮糖、九制陈皮、陈皮膏等。

谷 雨

谷雨，是24节气中的第六个节气，也是春季最后一个节气。谷雨在春夏之交，意味着寒潮天气接近尾声，气温即将快速回升。此时雨量充沛，空气中的湿度逐渐变大，“湿温”是谷雨节气的特点。中医认为，“湿困脾土”，湿邪易伤脾阳，使得脾的运化功能失常而出现身体困重、肌肉关节酸重、食欲不振、腹部胀满、大便黏腻、舌苔厚腻等症状。所以，在谷雨节气要顾护好小儿的脾胃，使小儿免受“湿温”之邪的困扰。

一、起居养生

春末夏初阴气渐消，阳气渐长，故要早睡早起，以顺应自然界“升发”的规律。另外，“春捂”要适度，尤其是早晚与中午的温差较大，家长要随气温的变化适度为小儿增减衣物；居室尽量保持干燥，南方地区可使用空气除湿机，避免湿邪内侵关节、脏腑；另外，床单、被套等床上用品应勤用热水烫洗及日光曝晒，以去除尘螨。

二、饮食宜忌

谷雨时节要注意养护小儿脾胃。平素饮食可适当多食性味平和的食物，如玉米、小麦、粳米、芡实、白扁豆、平菇、香菇、猪肉、鹌鹑、海蜇、鲫鱼、鲈鱼等。不宜进食羊肉、狗肉、鹿肉以及辣椒、花椒、胡椒等大辛大热之品，以防邪热化火，诱发痈肿疮疖等疾病，也不宜进食肥甘厚腻之品，如巧克力、蛋糕等各类甜食，以免助长湿温之邪。

三、运动养生

谷雨时节，适当运动有利于体内湿气的排出，但运动要量力而行，切忌过量。可根据小儿自身情况，选择合适的户外运动，玩滑梯、荡秋千、滑轮、扔皮球等中小强度的运动都是不错的选择。

四、食疗药膳（以 3 岁以上儿童用量为参考）

1. 赤小豆薏仁龙骨汤

材料：赤小豆 10 g，炒薏苡仁 10 g，猪脊骨 120 g，生姜 2 片，蜜枣 1 颗。

做法：猪脊骨洗净后切块，焯水后备用；赤小豆、炒薏苡仁洗净后清水浸泡 2 小时。以上材料一同置于锅中，加入适量清水，武火煮沸后，文火煲 1.5~2 小时，最后加入食盐调味即可。

功效：利水消肿。

2. 苓芡猪肚汤

材料：猪肚 80 g，茯苓 10 g，芡实 10 g，生姜 2 片。

做法：猪肚洗净、焯水、切块；茯苓、芡实洗净。以上材料一同置于锅中，加适量清水，武火煮沸后转文火煲 1.5~2 小时，再加入食盐调味即可。

功效：健脾祛湿。

五、小儿推拿

1. 清肝经

定位：食指末节螺纹面。

操作方法：一手托住小儿的手掌，用另一手从食指掌面末节指纹推向指尖，100~300 次。

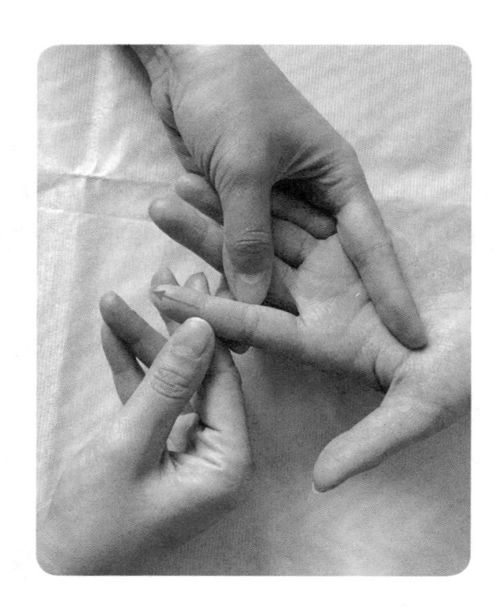

扫码观看操作

2. 清补脾经

定位：拇指桡侧缘。

操作手法：在拇指桡侧缘的指端至指根部位来回直推，100~300 次。

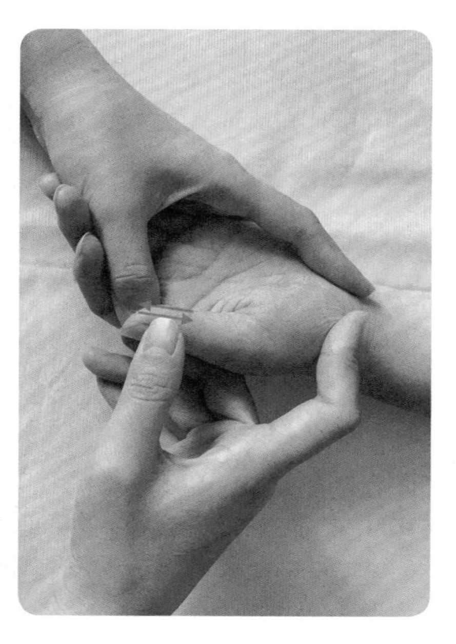

扫码观看操作

3. 运板门

定位：手掌大鱼际平面。

操作手法：用大拇指指腹在大鱼际处做环形运动，50~200 次。

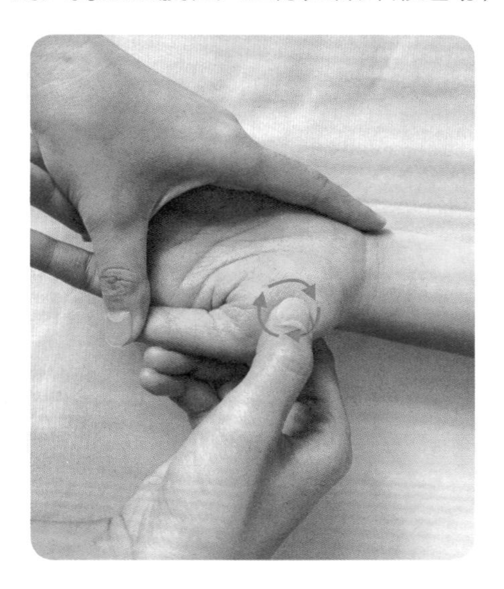

扫码观看操作

本组推拿手法具有调和肝脾，清热消积的作用。

药膳小知识

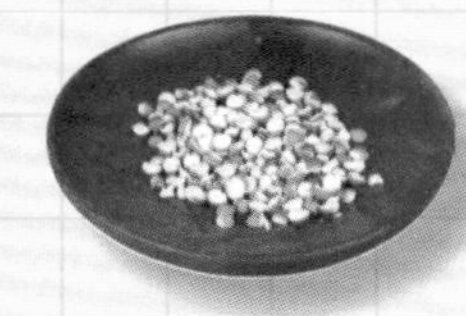

芡　实

性味：味甘、涩，性平。

归经：归脾、肾经。

功效：益肾固精，补脾止泻，除湿止带。

主治：遗尿尿频，脾虚久泻，带下，遗精滑精。

※ 芡实是一味收涩药，也是常用的小儿药膳类中药，常搭配莲子、山药一起使用，用于治疗小儿遗尿、尿频，脾虚食少等。

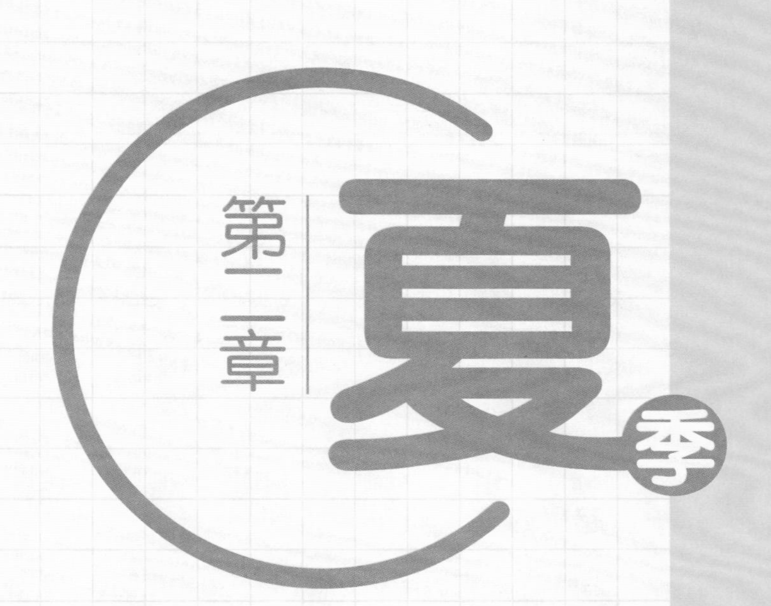

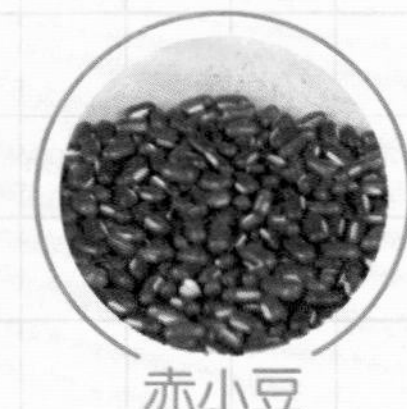
赤小豆

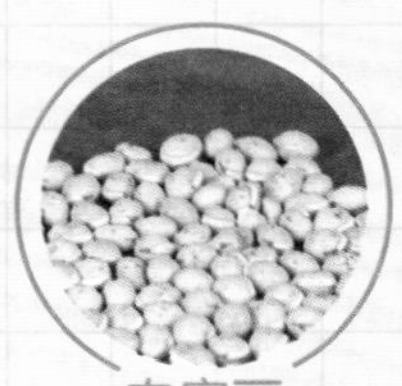
白扁豆

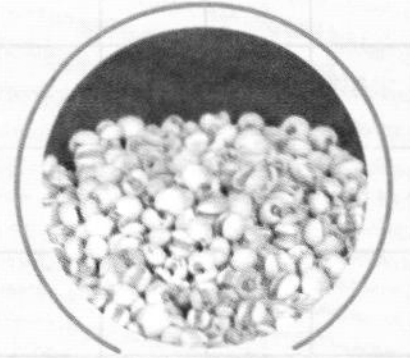
薏苡仁

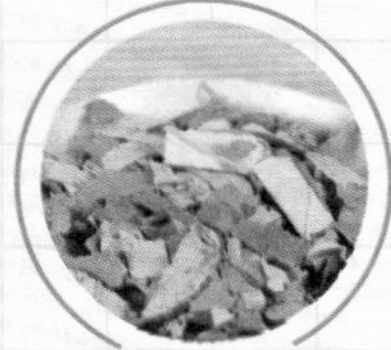
荷叶

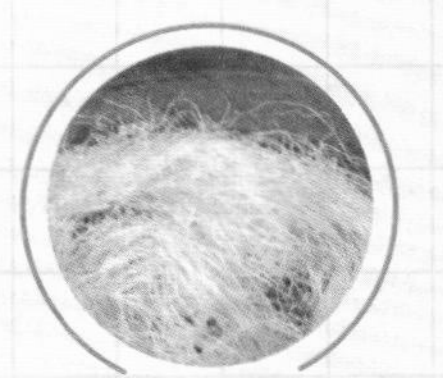
玉米须

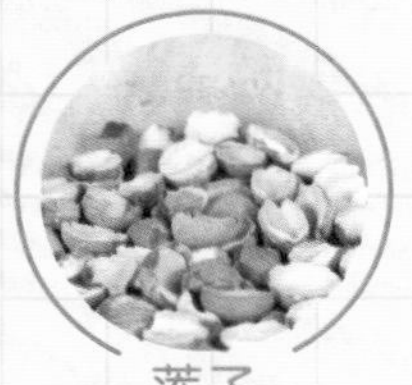
莲子

立夏

立夏，是24节气中的第七个节气。立夏后天气渐热，植物繁茂，中医认为夏季与心气相通。心为阳脏，主阳气。心脏的阳气能推动血液循环，维持人体基本的生命活动，而且对全身有温养作用，人体的水液代谢、汗液调节等都与心阳密不可分。根据“天人相应”的法则，小儿立夏养生应从“心”开始。

一、起居养生

立夏时节，天气逐渐炎热，昼长夜短更明显，此时应顺应自然界阳盛阴虚的变化。与成人“晚睡早起”不同，小儿仍处于生长发育期，故夜间不能太晚睡，建议九点半前关灯睡觉。另外，日间需注意睡好“子午觉”，适当午睡以保证小儿有饱满的精神状态及充足的体力。

二、饮食宜忌

立夏时节，人体肝气渐弱、心气渐强，此时小儿饮食应增酸减苦，补肾助肝。平日可多吃些新鲜的当季果蔬，并适量地补充优质蛋白质，如生菜、黄瓜、丝瓜、水牛肉、鸭肉、乌鸡、鸡蛋、牛奶（鸡蛋、牛奶过敏者除外），以及各类豆制品等；苦瓜味苦性寒，生吃能清热、除烦，但不可过服，以免损伤脾胃，可在烹饪时适当加入葱、蒜、姜、豆豉等，以减弱其寒凉主性。

三、运动养生

立夏气温上升，小儿出汗较多，消耗渐大，因此运动要注意不要过量，以“微汗出”为度。运动时间可选择在清晨或傍晚时分，可选择广播体操、慢跑、散步、跳绳等。结束运动后应尽快擦汗、更衣，适当饮水及休息，休息过后再以温水沐浴，以免着凉。

四、食疗药膳（以 3 岁以上儿童用量为参考）

1. 山药枣豆糖水

材料：山药（干品）10 g，白扁豆 15 g，陈皮 2 g，红枣 1 颗，冰糖适量。

做法：山药、白扁豆洗净后提前泡发好，备用。其余材料洗净后，一同放入锅中，武火煮沸后转文火煲约 1~1.5 小时，最后加入适量冰糖调味。

功效：健脾益气。

2. 益气养心粥

材料：太子参 5 g，山药（干品）10 g，莲子 5 g，粳米 30 g，食盐适量。

做法：上述材料洗净，一同放入锅中并加入适量的水熬煮成粥，加入食盐调味即可。

功效：补气养心。

五、小儿推拿

1. 揉内劳宫

定位：手掌正中，第三掌骨中点。

操作手法：拇指指腹揉之，1~3 分钟。

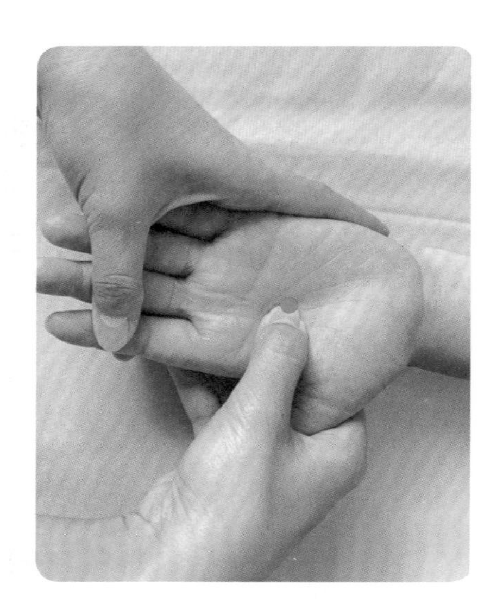

扫码观看操作

2. 清心经

定位：中指末节螺纹面。

操作手法：用拇指指腹自指根向指尖方向直推，100~300 次。

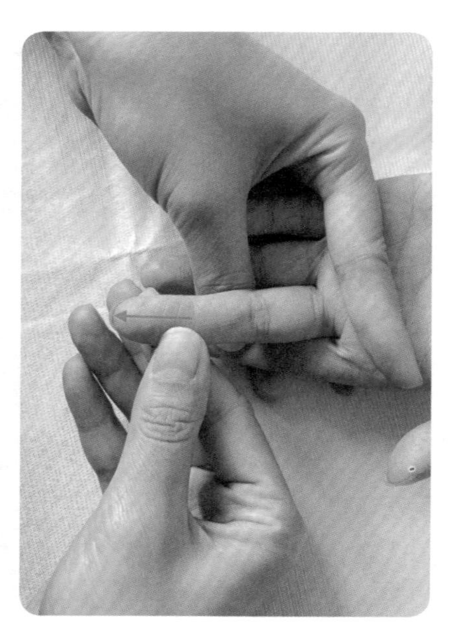

扫码观看操作

3. 补脾经

定位：拇指桡侧缘。

操作手法：在拇指桡侧缘的指端向指根方向直推，100~300 次。

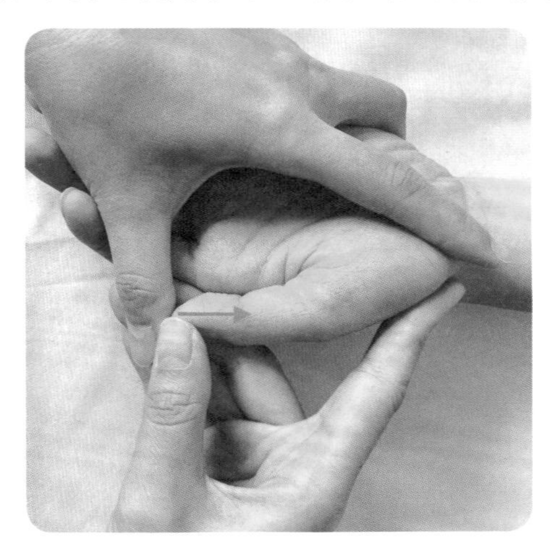

扫码观看操作

本组推拿手法具有清心健脾，宁心安神的作用。

药膳小知识

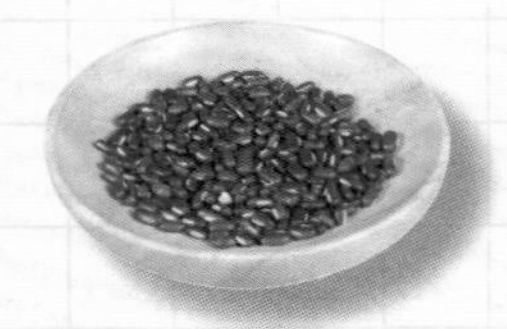

赤小豆

性味：味甘酸，性平。

归经：归心经、小肠经。

功效：利水消肿，解毒排脓。

主治：水肿胀满、脚气浮肿、黄疸尿赤、风湿热痹、疮痈肿毒、肠痈腹痛等。

※ 赤小豆是南方地区使用非常广泛的药食同源类药材。日常可在煮饭、煮粥或熬汤时加入，口感好，也有良好的润肠通便作用。但赤小豆具有利水的作用，所以有遗尿、尿频等属肾虚表现的小朋友不适合食用。

小满

小满，是24节气中的第八个节气。到了小满时，全国气温进一步上升，同时南方的降雨量明显增加。民谚说“小满江河满”，就是指南方大部分地区小满时降雨充沛、江河涨满、气候潮湿。在这种天气下，人体容易受到湿邪的侵袭，产生精神萎靡、嗜睡、食欲不振、身体乏力等症状。由于脾“喜燥恶湿”，故在小满节气，小儿养生应以健脾化湿为主。

一、起居养生

小满时节日出早、日落晚，阳气旺盛。为顺应天地自然，在保障睡眠时间的前提下，小儿应适当早起，增加白天的活动时间。另外，坚持午间休息有助于恢复小儿体力，养护心阴。为防止湿邪侵袭，居室一定要做好通风、防潮措施。如果室内过于潮湿，空气污浊，不仅家具、衣物会因发霉而损坏，人体的阳气也会有所损伤。

二、饮食宜忌

小满时节，人体体表的阳气充实而体内的阳气相对不足。因此，即使感觉到温暖甚至炎热，也应注意顾护阳气。饮食上宜继续坚持“增酸减苦、补肾助肝、调养胃气”的原则，宜清淡，多补水，日常可适当多进食芡实、白扁豆、薏苡仁、冬瓜、胡萝卜、茄子、鲈鱼、鲳鱼、橘子、葡萄、李子等；尽量少吃雪糕和各类冷饮，以免损伤体内阳气；忌甘肥滋腻、生湿助湿的食物，以免阻碍脾胃运化。

三、运动养生

夏季是晨练的好时节。小儿适度锻炼有利于身心发展，但不宜做过于剧烈的运动，避免大汗淋漓。运动后，切记要及时补充消耗的能量及水分，不可洗冷水澡。

四、食疗药膳（以 3 岁以上儿童用量为参考）

1. 五谷粥

材料： 黑糯米、小米、糙米、小麦、藜麦各适量。

做法： 以上材料洗净，浸泡半小时；加水熬粥，粥成后可加食盐或冰糖调味。

功效： 补脾益胃。

2. 陈肾菜干汤

材料： 陈肾（腊鸭肾）2 个，白菜干 10 g，胡萝卜、玉米适量。

做法： 腊鸭肾浸软、洗净、切片；白菜干浸软、洗净、切段；胡萝卜、玉米洗净后切段。以上材料一同放入锅中，加水炖煮约 1.5 小时。

功效： 清肺胃热滞。

五、小儿推拿

1. 推三关

定位： 前臂桡侧，阳池穴至曲池穴成一直线。

操作手法： 从腕横纹推向肘横纹，50~100 次。

扫码观看操作

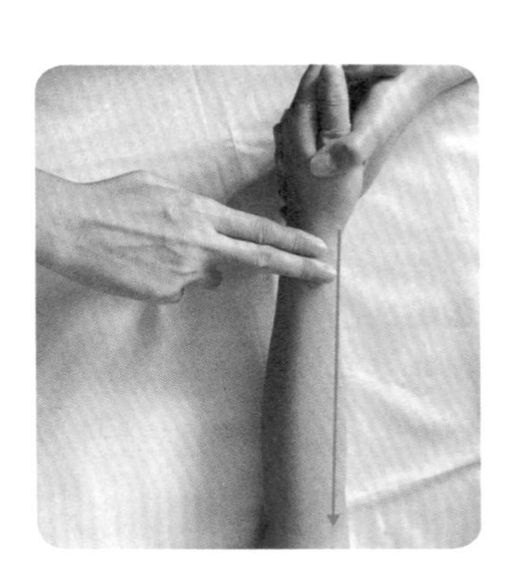

2. 双清肠（清小肠 + 清大肠）

定位：小指尺侧缘以及食指桡侧缘，由指根至指尖成一条直线。

操作手法：用拇指指腹自指根向指尖方向直推，100~300 次。

① 清小肠

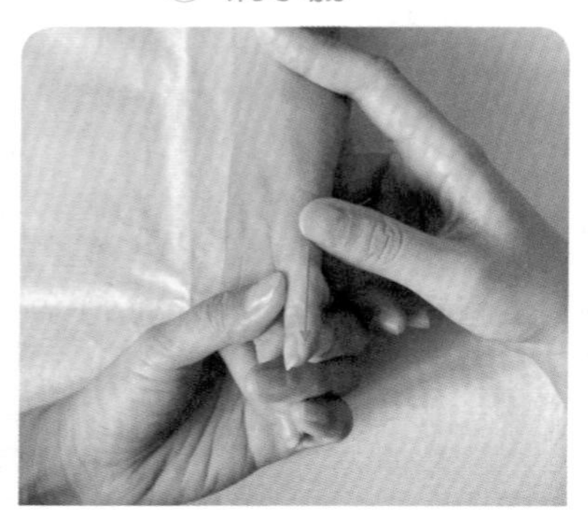

扫码观看操作

② 清大肠

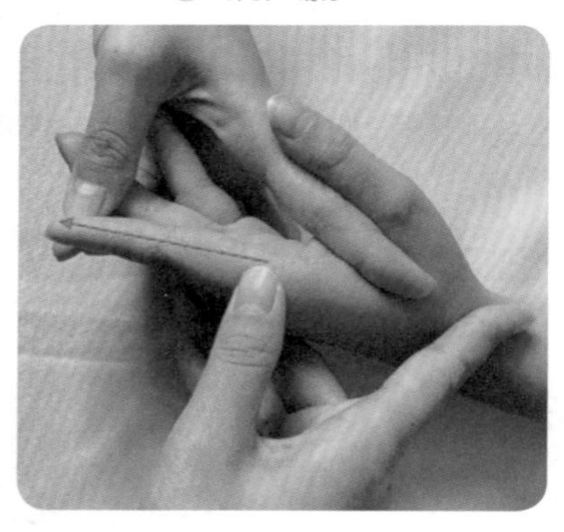

扫码观看操作

3. 捏脊

定位：后背正中，整个脊柱，从龟尾穴至大椎穴。

操作手法：以两手拇指置于脊柱两侧，从下向上推进，边推边以拇指与食中二指捏拿起脊旁皮肤。从龟尾穴往上捏至大椎穴为1行，操作 3~9 行。

注意：由于 6 月龄以下的婴儿肌肤薄弱，如果力度掌控不好，容易损伤宝宝，故不建议非专业人士进行本操作。

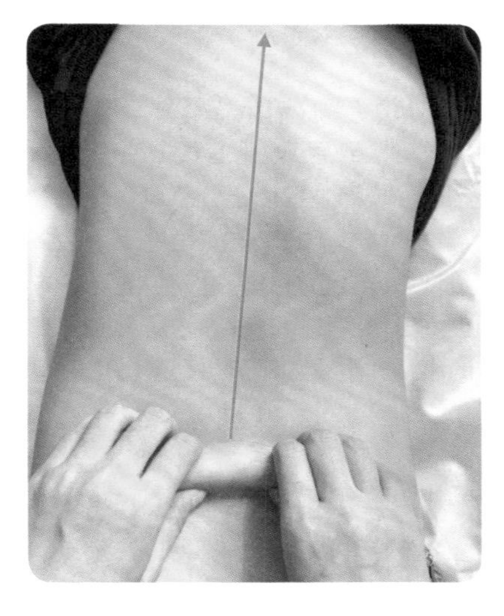

扫码观看操作

本组推拿手法具有清热补虚，调和阴阳的作用。

药膳小知识

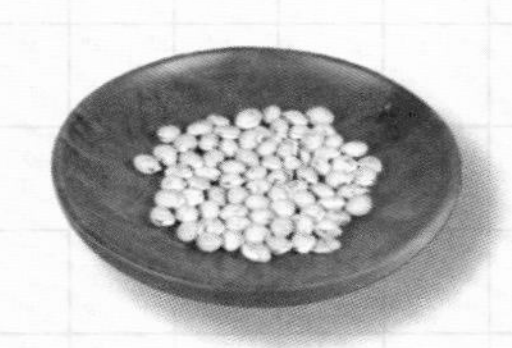

白扁豆

性味：味甘，性微温。

归经：归脾、胃经。

功效：健脾和中，化湿。

主治：治暑湿吐泻、脾虚湿滞、食少久泄、白带过多等。

※ 白扁豆是一味常见的药食同源类药材，可用于煮粥、熬汤、制作糕点等。炒制后其健脾止泻的效果更佳，常用于小儿腹泻、消化不良的日常调理。夏季的时候可用白扁豆与薏苡仁搭配使用，起到清热消暑、健脾利湿的效果。

芒种

芒种，是24节气中的第九个节气。关于“芒种”之意，据《月令七十二候集解》中记载：“芒种，五月节。谓有芒之种谷可稼种矣。”意指大麦、小麦等有芒作物已经成熟，抢收十分急迫；而晚谷、黍、稷等夏播作物正处于播种最忙的时节，故又称“忙种”。这个时节，我国广大的中部地区，雨量增多、气温升高，进入阴雨连绵的“梅雨季节”，空气十分潮湿，天气异常湿热，各种衣物器具极易发霉，俗称为“黄梅天”。本时节的小儿养生要领是清热利湿、化湿醒脾、养心护阳。

一、起居养生

芒种时节虽然湿热之气较重，但阴湿之气尚存，故小儿衣着不宜过于单薄，特别是逢阴湿的雨天，最好身边常备一件薄的长袖外套，以方便适时增减衣服。另外，家长要特别注意居家环境及小儿个人卫生，对于出汗较多的小儿需勤换衣服，以免“汗出当风”而着凉。

二、饮食宜忌

芒种时节饮食宜清淡，不可过度追求厚味或补益。宜多食粳米、红米、红豆、小麦、大麦、粟米、玉米须、扁豆等性甘平淡之物，以及当季菜蔬、水果，烹调食物时不宜添加过多辛辣调料，以及少吃甜食，以防湿热壅滞肠胃。

三、运动养生

芒种时节，应利用晴日清晨或下午时间进行室外活动。可与小儿一起散步或慢跑，或进行其他有益的健身锻炼，但不宜在湿地停留过长时间，或在雾霾严重的时日外出活动，不宜进行过于剧烈的活动，避免大汗淋漓，伤阴损阳。

四、食疗药膳（以 3 岁以上儿童用量为参考）

1. 鲜百合芹菜瘦肉粥

材料：鲜百合 15 g，香芹适量，大米 30 g，猪肉 80 g，盐适量。

做法：猪肉洗净后切片，加入适量盐、生抽、糖、油及生粉，抓拌均匀，腌大概 10 分钟。香芹洗净切粒，鲜百合剥片后洗净备用。大米加适量水熬粥，粥成后加入猪肉片煮 10 分钟，再加入鲜百合、香芹煮 5 分钟，最后加入适量食盐调味。

功效：清心安神。

2. 乌梅麦冬饮

材料：乌梅 3 g，麦冬 10 g，山楂 5 g，陈皮 1 g，冰糖适量。

做法：上述材料清洗干净，加入清水 1.5 L，小火煎煮约 20 分钟后加入适量冰糖，融化后，过滤去渣，即可代茶饮用。

功效：生津开胃。

五、小儿推拿

1. 运板门

定位：手掌大鱼际平面。

操作手法：用大拇指指腹在大鱼际处做环形运动，50~200 次。

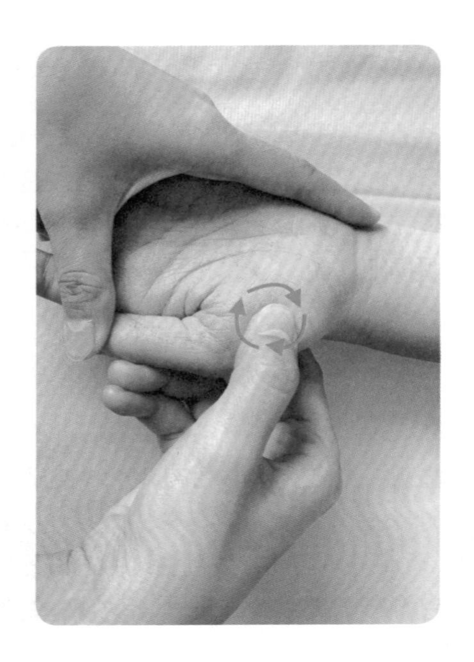

扫码观看操作

2. 按揉小天心

定位：手掌根部正中，大小鱼际之间的凹陷处。

操作手法：拇指指腹按揉，1~2 分钟。

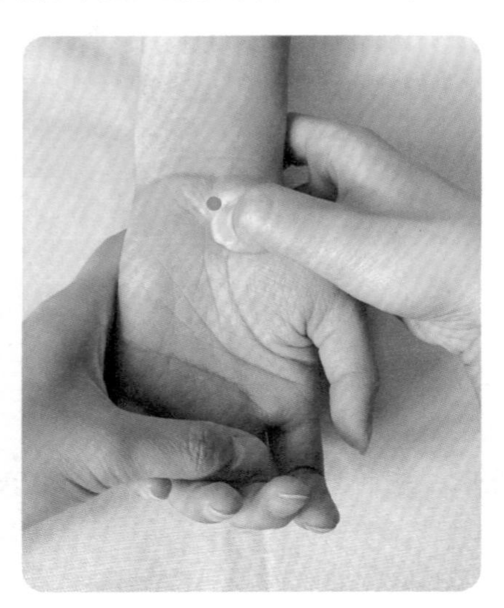

扫码观看操作

3. 清小肠

定位：小指尺侧缘，由指根至指尖成一条直线。

操作手法：用拇指指腹自指根向指尖方向直推，100~300 次。

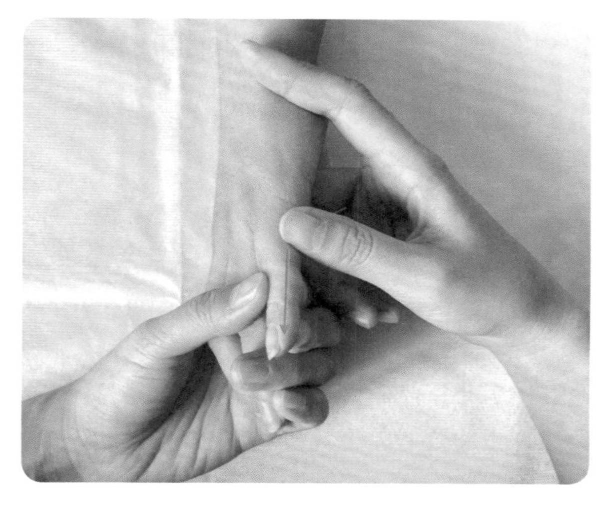

扫码观看操作

本组推拿手法具有清热解暑，健脾消积的作用。

药膳小知识

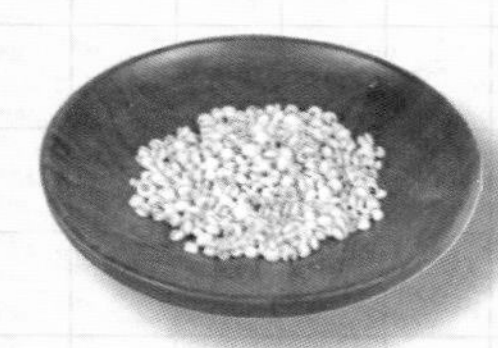

薏苡仁

性味：味甘、淡，性凉。

归经：归脾、胃、肺经。

功效：健脾渗湿、除痹止泻、清热排脓。

主治：水肿、脚气、小便不利、脾虚泄泻、湿痹拘挛、肺痈、肠痈等。

※ 生薏苡仁偏于清热利湿、排脓，故脾胃虚寒的小儿慎用，但炒制后其作用偏于健脾渗湿、止泻，适合脾虚湿盛或湿热不盛的小儿食用。

夏至

夏至，是24节气中的第十个节气。夏至在中夏之位，阳气较盛，且白昼最长。夏至之后，我国大部分地区进入盛夏，高温酷暑天气及雷阵雨时常出现。从中医角度分析，夏至是人体阳气最旺盛的时节，故小儿养生要顺应夏季阳盛于外的特点，注意保护阳气。

一、起居养生

夏至时节，合理安排小儿午休时间，可避免炎热之势，恢复精力。另外，夏日炎热，腠理开泄，小儿夜间踢被，易受风寒湿邪侵袭，故睡眠时不宜用风扇直吹送风，有空调的房间，室内外温差不宜过大，室内温度保持在26~27℃较适宜。

二、饮食宜忌

夏至气候炎热，小儿可适当多食酸味的食物，以固表开胃。从阴阳学角度看，夏月伏阴在内，饮食不可过寒，贪凉饮冷会寒伤脾胃，出现腹胀、呕吐、腹泻等症状，故西瓜、绿豆此类食物虽可清热消暑，但小儿不可贪嘴多吃。适当使用陈皮、薏苡仁、白扁豆等煮汤或熬粥，可利湿开胃，加麦冬、百合，更有清心解渴、除烦的功效。

三、运动养生

夏至时节，“暑易伤气”，小儿户外玩闹需注意避开烈日炽热，以免中暑。建议清晨或下午4点后外出活动，场地宜选择在河湖水边、公园庭院等空气新鲜的地方，活动时间约 1 小时。

四、食疗药膳（以 3 岁以上儿童用量为参考）

1. 荷叶茯苓粥

材料：干荷叶 5 g，茯苓 10 g，大米 30 g，白糖或盐适量。

做法：荷叶洗净，煎水去渣，备用。茯苓、大米洗干净，一同放入荷叶药汤中煮粥，根据个人口味出锅前加入适量白糖或盐均可。

功效：清热解暑。

2. 薏苡仁冬瓜瘦肉汤

材料：生薏苡仁 10 g，炒白扁豆 10 g，陈皮 2 g，冬瓜（连皮）150 g，瘦肉 100 g，生姜 2 片。

做法：瘦肉洗净后切块焯水，备用。生薏苡仁、炒白扁豆、陈皮洗净，冬瓜（连皮）切片。上述材料一同放入锅中，加入适量清水，武火煮沸后转文火熬煮 1.5 小时，最后加入适量食盐调味。

功效：健脾祛湿。

五、小儿推拿

1. 顺运内八卦

定位：以手掌中心为圆心，圆心至中指根部距离的 2/3 为半径的圆周。

操作手法：拇指指腹顺时针在内八卦处做环形运动，50~100 次。

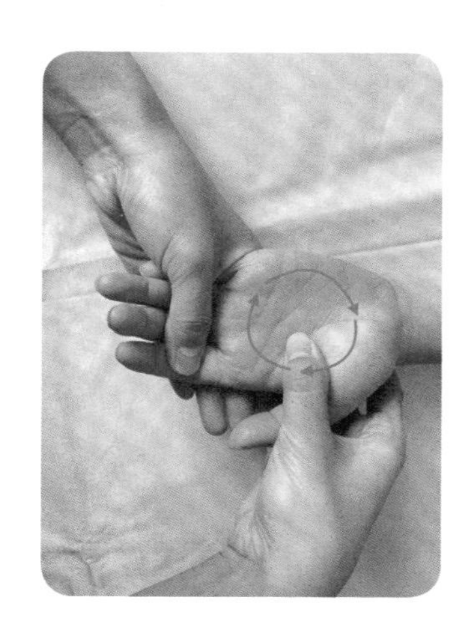

扫码观看操作

2. 补脾经

定位：拇指桡侧缘。

操作手法：在拇指桡侧缘的指端向指根方向直推，100~300 次。

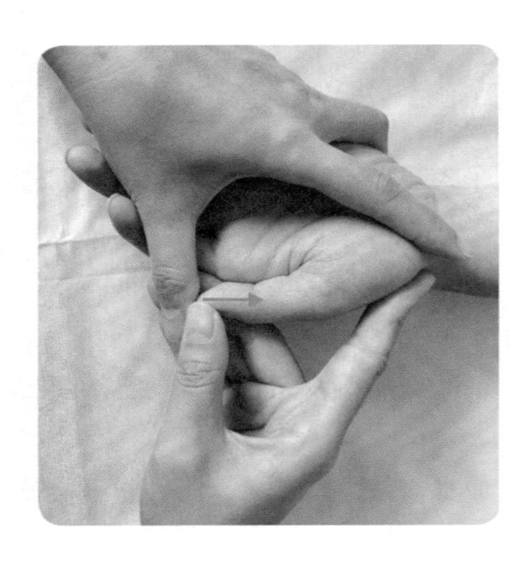

扫码观看操作

3. 清心经

定位：中指末节螺纹面。

操作手法：用拇指指腹自指根向指尖方向直推，100~300 次。

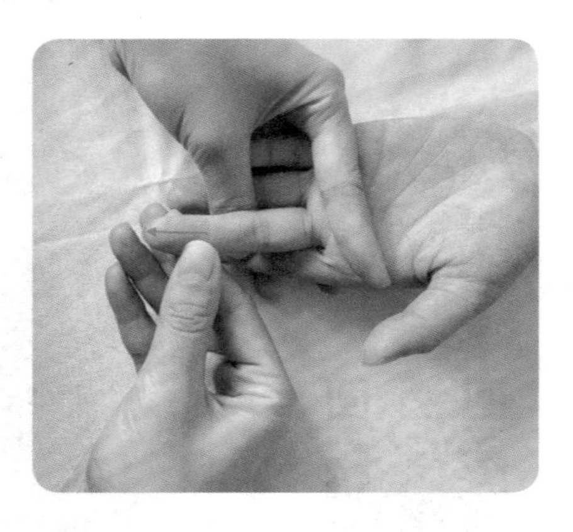

扫码观看操作

本组推拿手法具有清心健脾，行气消滞的作用。

药膳小知识

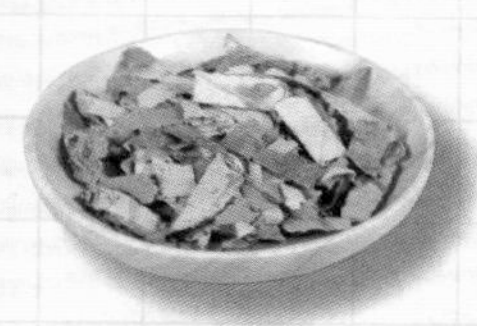

荷 叶

性味： 味苦、涩，性平。

归经： 归脾、胃、肝经。

功效： 清暑化湿，升阳止血。

主治： 暑热烦渴、暑湿泄泻、脾虚泄泻、血热吐衄、便血崩漏等。荷叶炭用于出血症和产后血晕。

※ 荷叶性质平和，是小儿常用的食疗药材之一，可制成荷叶解暑茶、冬瓜荷叶饮等美味的夏季清暑、祛湿的药膳。

小 暑

小暑，是24节气中的第十一个节气。从小暑开始进入一年中最热的时候，也就是伏天，所谓“热在三伏”，“三伏天”通常出现在小暑与处暑之间。这个时节阳光猛烈、气温较高但又潮湿多雨，常出现大暴雨或雷电天气。小暑节气是人体阳气最旺盛的时候，此时的养生原则是养阴生津、健脾清热。

一、起居养生

小暑期间，天气炎热，可为什么现在伤暑的小儿越来越少，反而因受寒而感冒的小儿越来越多呢？其实，随着现代生活的改善及空调的普及，再加上夏季人体本来就阳气外浮，汗孔开张，故易感外寒。人体耳后连及项部集中有三组以“风”命名的穴位，包括翳风穴、风池穴、风府穴，这是中医认为风寒之邪最易侵扰的部位。小儿平日头颈汗多，尤其需要注意头颈部的保暖，避免空调或凉风直吹后头颈部。

二、饮食宜忌

小暑时节，很多家长都会给家中小儿煮一些清热祛暑的“凉茶”、粥品、汤水等，其中清暑热常用的食材有夏枯草、淡竹叶、莲子心等，但这些食材属性偏寒，也不可过量服用，煎煮时可加入少量陈皮以减轻食材的寒性，并健运脾胃。

三、运动养生

小暑时节虽然天气炎热，但也不能久处于空调房里。小儿运动时间尽量安排在清晨或傍晚，运动项目以个人喜好为主，如散步、骑单车、打篮球、打羽毛球等。游泳是夏季热门的运动项目，除注意安全以外，游泳不宜在过饱或饥饿时进行，一次游泳的时间也不宜过长，一般不要超过 1 小时，以免过度疲劳。

四、食疗药膳（以 3 岁以上儿童用量为参考）

1. 西瓜番茄汁

材料： 西瓜半个，番茄 3 个。

做法： 西瓜去皮、去籽，番茄沸水冲烫、剥皮，二者同时绞汁，两液合并，随量饮用。

功效： 清热生津。

2. 竹荪冬瓜排骨汤

材料： 竹荪（干品）5 根，冬瓜（连皮）150 g，鲜草菇 3 个，排骨 100 g，生姜 2 片，蜜枣 1 颗。

做法： 排骨洗净、切块，焯水后备用；竹荪（干品）先用清水浸泡，去除头盖伞状部分，再洗净、沥干水分；冬瓜切片，鲜草菇洗净后对半切开。上述材料一同置于锅中，加入适量清水，武火煮沸后转文火炖煮 1.5 小时，最后加入盐调味。

功效： 解暑利湿，健脾益肺。

五、小儿推拿

1. 运板门

定位： 手掌大鱼际平面。

操作手法： 用大拇指指腹在大鱼际处做环形运动，50~200 次。

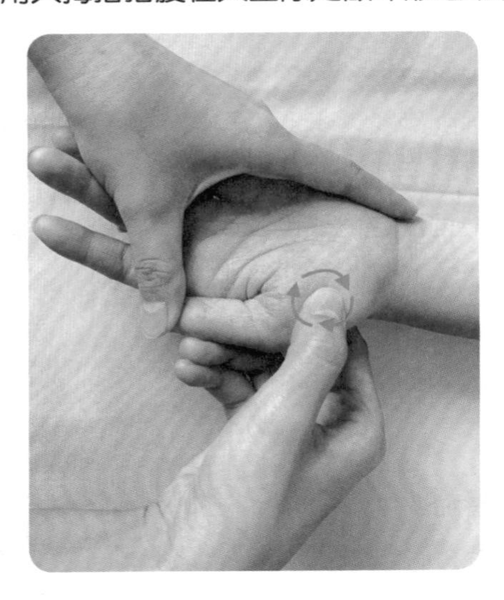

扫码观看操作

2. 按揉中脘

定位： 脐上 4 寸，剑突下至脐连线的中点。

操作手法： 拇指指腹按揉，1~3 分钟。

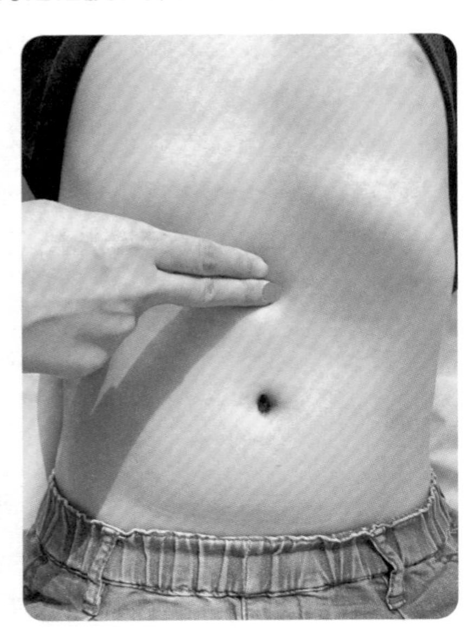

扫码观看操作

3. 分手阴阳

定位：手掌下腕部横纹，横纹桡侧为阳池，尺侧为阴池。

操作手法：两拇指自横纹正中总筋穴向两旁分推，操作1分钟。

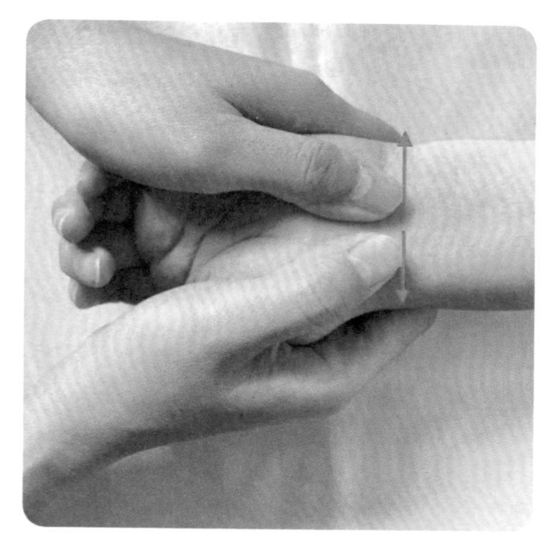

扫码观看操作

本组推拿手法具有健脾开胃，调和气血的作用。

药膳小知识

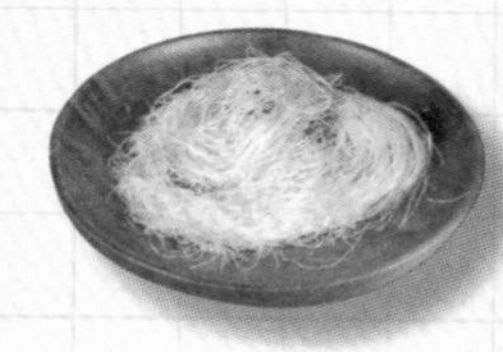

玉米须

性味：味甘、淡，性平。

归经：归膀胱、肝、胆经。

功效：利水消肿、利湿退黄。

主治：水肿、小便淋沥、黄疸、胆囊炎等。

※ 夏季天气闷热，加上小儿喜奔跑玩闹易出汗，若未及时补充水分，很容易出现尿黄、尿少、尿痛等膀胱湿热的症状。玉米须有玉米的清香，性质平和而不寒，以玉米须煮水，加入少量冰糖，非常适合小儿夏季服用。

大 暑

大暑，是24节气中的第十二个节气。《月令七十二候集解》中说："暑，热也，就热之中分为大小，月初为小，月中为大。"可见大暑相对小暑，气候更加炎热，同时大暑期间也是雨水最丰沛的时期。小儿先天"阳常有余，阴常不足"，而炎热天气更易耗气伤津，可导致小儿出现烦躁、睡眠不宁等一系列阴虚火旺的症状。大暑处于"三伏天"时期，故此时小儿养生要把握三个原则：一是冬病夏治，二是夏练三伏，三是科学饮食。

一、起居养生

大暑是一年中最热的时候，此时也是人体阳气盛极而阴气始生之时，属人体阴气潜伏的阶段。"三伏天"过后，人体的阴气将不断增强，而阳气将不断减弱。"三伏天"时若通过温热灸、拔火罐、艾灸等法对人体不同穴位产生温热刺激，阳气可被人体吸收并慢慢生发生长、为体所用。冬季易患病的小儿，本身阳气虚弱，易出现阴寒内盛之病。若我们在阴气潜伏之时提前采取预防措施，温养阳气，祛除阴寒，就可把"冬病"扼杀在萌芽阶段。

二、饮食宜忌

大暑时节气候炎热，又兼有湿气，健脾去湿必不可少。小儿先天"脾常不足"，在暑湿弥漫之际，易出现厌食的情况，故大暑饮食调养以清心防暑、滋阴生津、健脾祛湿为主。其中薏苡仁、赤小豆、竹蔗、玉米须、麦冬、玉竹、石斛、乌梅等，均是大暑时节较好的解暑祛湿兼滋阴生津之品。

三、运动养生

民间有谚云："冬练三九，夏练三伏"，这是古代先民长期养生修炼的经验总结。虽然在夏天适度锻炼身体可有效增强体质，但是夏练三伏要注意避开高温时段，以防中暑，特别是由于小儿适应环境的能力较低，故建议运动时间最好安排在清晨或傍晚时分，以及选择阴凉通风的环境，可适当进行散步、打羽毛球、打篮球、打网球等运动。

四、食疗药膳（以 3 岁以上儿童用量为参考）

1. 莲芡薏苡仁山药粥

材料：莲子 10 g，芡实 10 g，炒薏苡仁 10 g，山药（干品）10 g，粳米 30 g。

做法：以上材料洗净，浸泡半小时；加水熬粥，粥成后可加食盐或冰糖调味。

功效：健脾和中。

2. 山药扁豆薏苡仁汤

材料：山药（干品）10 g，炒白扁豆 10 g，炒薏苡仁 10 g，芡实 10 g，排骨 100 g，陈皮 2 g。

做法：排骨洗净后切块，焯水备用；其余材料洗净后清水浸泡 1 小时。所有材料加水炖煮 1.5 小时，加食盐调味即可。

功效：醒脾祛湿。

五、小儿推拿

1. 摩腹

定位：整个腹部。

操作方法：全掌摩腹，顺时针与逆时针各摩 1~3 分钟。

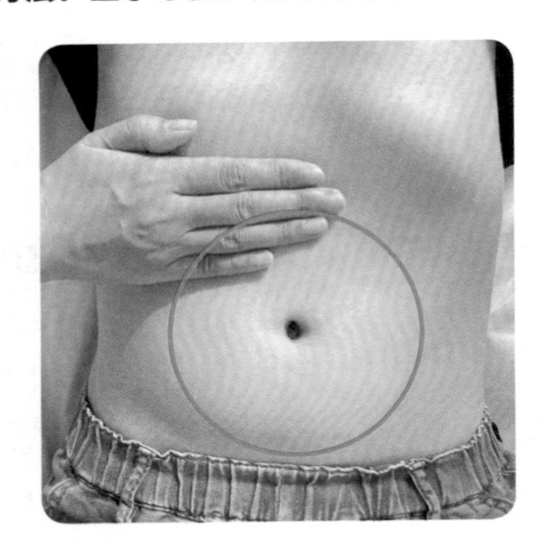

扫码观看操作

2. 补脾经

定位：拇指桡侧缘。

操作手法：在拇指桡侧缘的指端向指根方向直推，100~300 次。

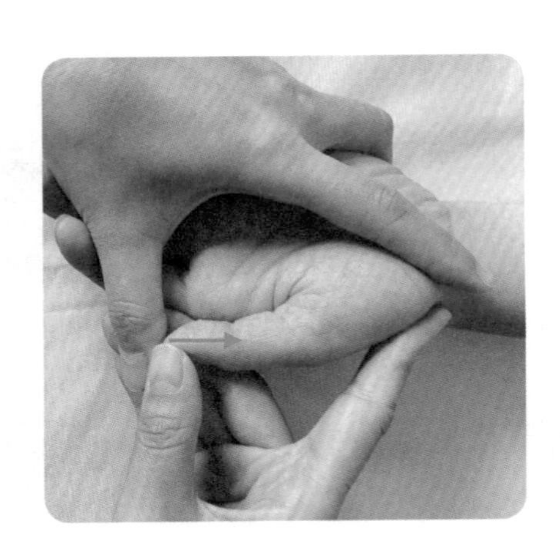

扫码观看操作

3. 清小肠

定位：小指尺侧缘，由指根至指尖成一条直线。

操作手法：用拇指指腹自指根向指尖方向直推，100~300 次。

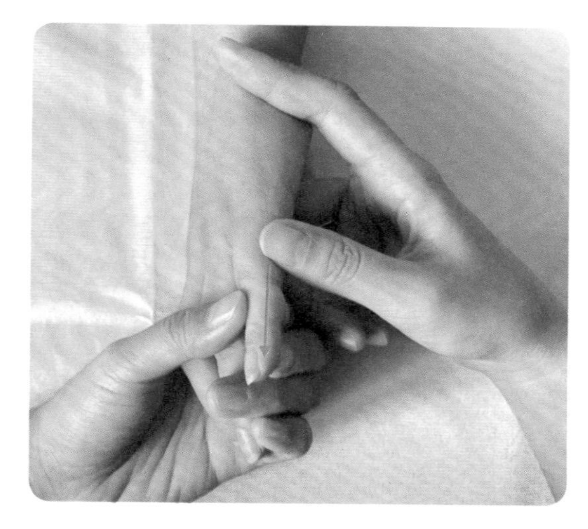

扫码观看操作

本组推拿手法具有健脾开胃，清热利尿的作用。

药膳小知识

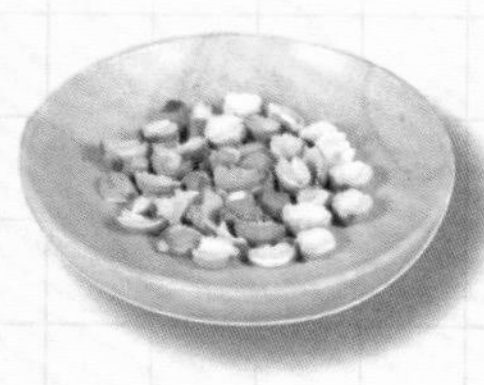

莲　子

性味：味甘、涩，性平。

归经：归脾、肾、心经。

功效：益肾固精，补脾止泻，止带，养心安神。

主治：遗精滑精，带下，脾虚泄泻，心悸，失眠。

※ 一颗完整的莲子包含莲子肉与莲子心两部分，日常小儿食疗中常用的莲子其实是指莲子肉，其功效偏于补益脾肾，而莲子心则味苦，偏于清热，小儿不可过服，以免伤脾。

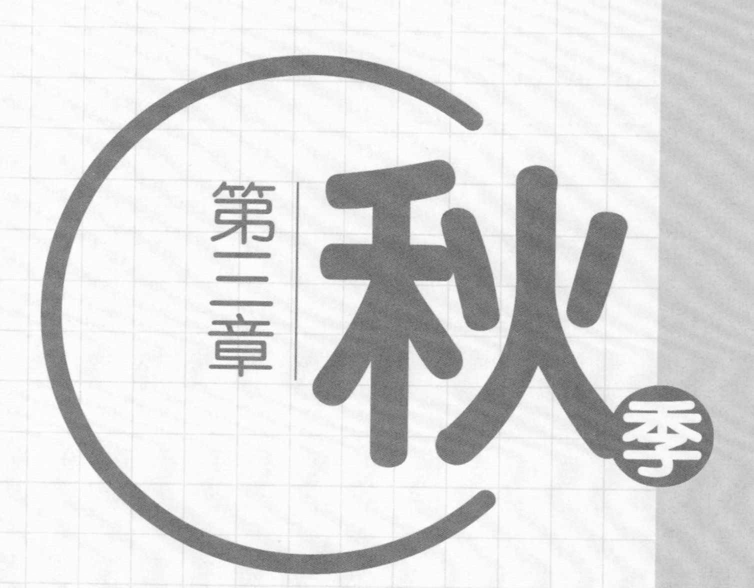

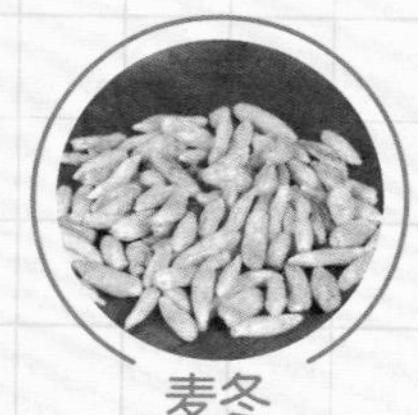
麦冬

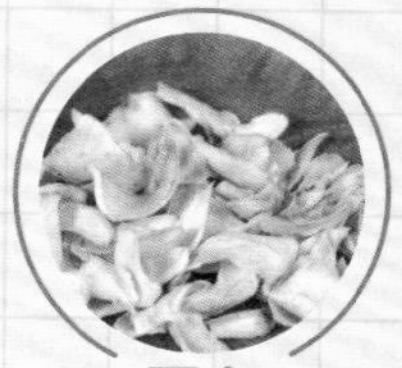
百合

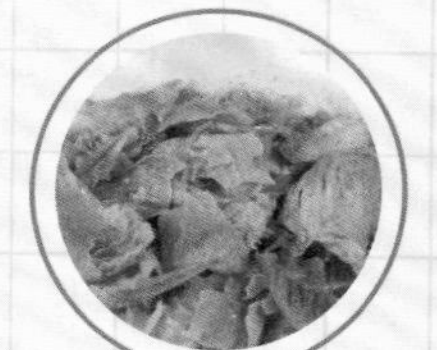
鸡内金

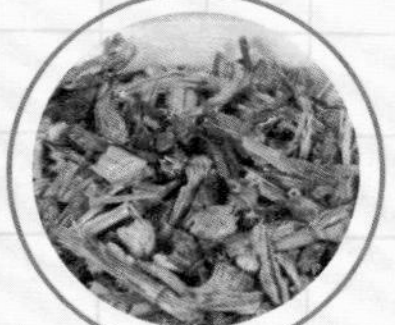
石斛

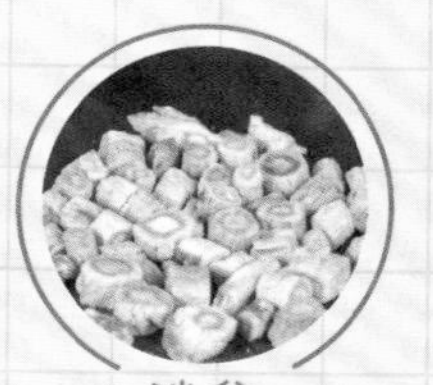
沙参

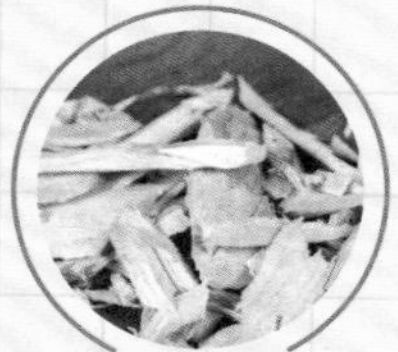
五指毛桃

立秋

AUTUMN

立秋，是24节气中的第十三个节气。此时，万物开始从繁茂成长趋向萧瑟成熟，自然界中阳气渐收，阴气渐长。但立秋前后，盛夏余热未消，南方依然处于炎热天气之中，素有“秋老虎”之称。中医认为，肺与秋季相应，而秋季干燥，易伤肺津，故小儿秋季养生重在养阴防燥。由于“肺与大肠相表里”，倘若秋季养生没做好，损伤肺气，冬季则易出现腹泻、消化不良等“食谷不化”的情况，严重者会影响小儿的生长发育。

一、起居养生

《黄帝内经》记载，“秋三月……早卧早起，与鸡俱兴”，“收敛神气，使秋气平”。故立秋后建议小儿尽量做到早睡早起，保持情绪安宁。另外，由于立秋后暑热未尽，早晚虽凉风时至，但总体气温偏高，因而建议小儿着衣不宜过早加厚，否则“汗出当风”反而易受凉感冒。

二、饮食宜忌

立秋饮食宜清润平补，以“增酸减辛”为主。建议小儿多吃清淡、易消化且富含维生素的当季果蔬，并适当食用具有养阴生津的食物，如香梨、秋枣、银耳、蜂蜜、百合、沙参、玉竹等，以及酸味的食物如山楂、柠檬、枇杷等，少用或避免使用辛辣温燥的香料，如干姜、蒜头、辣椒、肉桂、八角、果草等，以免燥热伤阴。

三、运动养生

立秋后天气干燥晴朗，是小儿开展各种运动的大好时机。可根据小儿的具体情况选择不同的运动项目，但运动时要注意做好防护。由于初秋暑热未清，故运动期间须注意防暑，避免出现中暑、脱水等情况。锻炼时间 30~40 分钟为宜，以微出汗为度。

四、食疗药膳（以 3 岁以上儿童用量为参考）

1. 玉竹陈皮鹧鸪汤

材料：鹧鸪半只（约 150 g），玉竹 15 g，陈皮 2 g，蜜枣 1 颗，生姜 1 片，食盐适量。

做法：鹧鸪洗净、切块，焯水去掉腥味；玉竹、陈皮、蜜枣洗净，清水浸泡 30 分钟。以上材料一同置于锅中，加适量清水，武火煮沸后转文火煲 1.5~2 小时，加食盐调味。

功效：补五脏，益气力，润肺化痰。

2. 椰子鲜鸡汤

材料：椰青 1 个，鲜鸡 120 g，荸荠 2 个，胡萝卜、玉米适量，生姜 1 片。

做法：荸荠洗净后切块；鲜鸡洗净后切块，焯水备用；椰青开口后倒出椰子水。上述所有材料倒入锅中（椰子水不够可以加入适量清水），武火煮沸后改文火煮 15~20 分钟，加食盐调味即可。

功效：消暑清热，生津润燥。

五、小儿推拿

1. 平推肺经

定位：无名指末节螺纹面。

操作手法：用拇指指腹自指尖向指根方向来回直推，100~300 次。

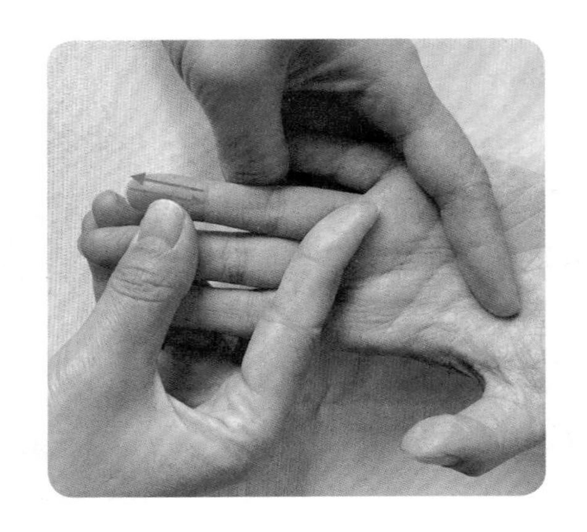

扫码观看操作

2. 揉内劳宫

定位：手掌正中，第三掌骨中点。

操作手法：拇指指腹揉之，1~3 分钟。

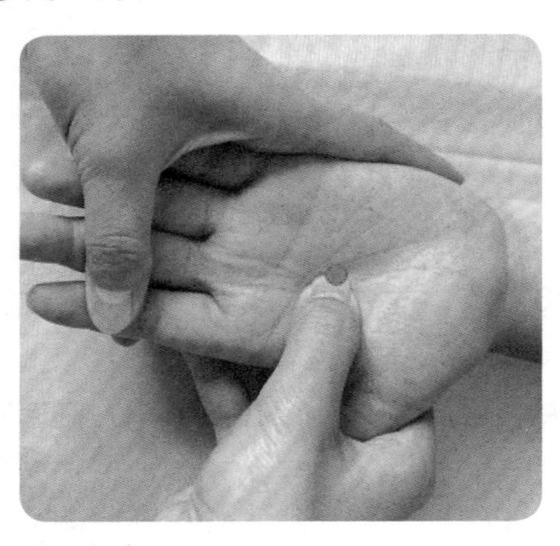

扫码观看操作

3. 头面四法

定位： 包含 4 个穴位。天门穴在两眉正中至前发际成一直线；坎宫穴在自眉头起沿眉至眉梢成一横线，左右对称；太阳穴在外眼角与眉梢连线中点后方凹陷处；耳后高骨穴在耳后乳突下约 1 寸凹陷中。

操作手法：两手拇指交替从小儿眉心直上推向前发际；继则从眉心向两侧分推；顺势揉太阳穴；最后掐揉耳后高骨，24 次。

① 开天门

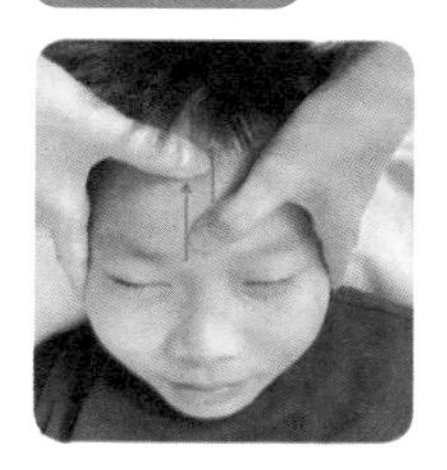

扫码观看操作

② 推坎宫

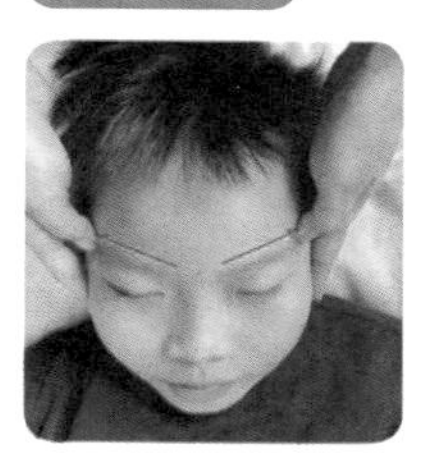

扫码观看操作

③ 揉太阳

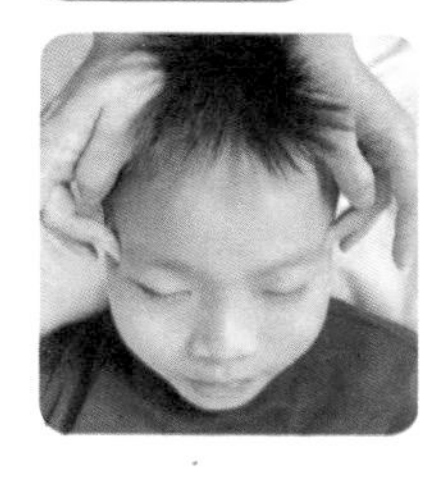

扫码观看操作

④ 揉耳后高骨

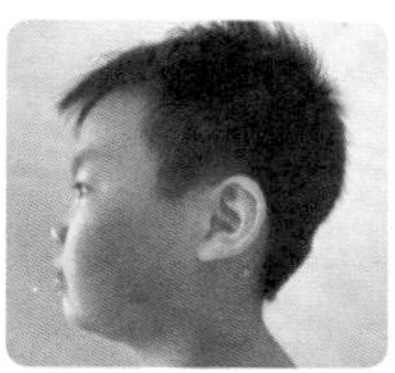

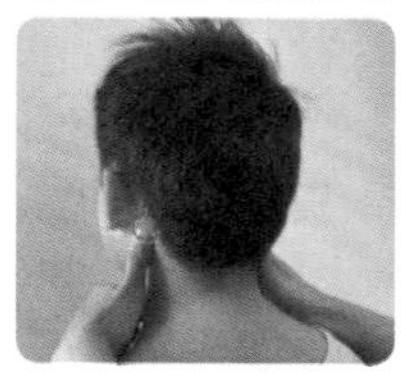

扫码观看操作

本组推拿手法具有补肺宁神，醒脑明目的作用。

药膳小知识

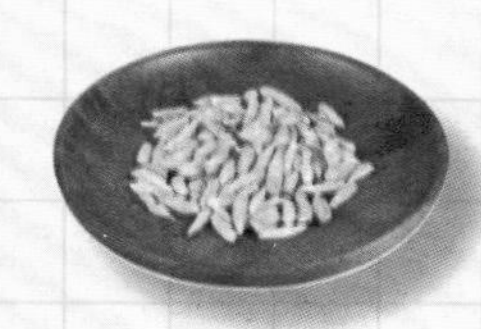

麦　冬

性味： 味甘、微苦，性微寒。

归经： 归心、肺、胃经。

功效： 养阴润肺，益胃生津，清心除烦。

主治： 津少口渴、呕吐、干咳痰少、心悸易惊、热病后期热伤津液等证。

※ 麦冬性寒质润，能滋阴生津，非常适合南方初秋时节使用，但不适合脾胃较虚弱的小儿长期食用，以免内生寒湿、痰浊等。

处 暑

处暑，是24节气中的第十四个节气。“处”含有躲藏、终止的意思。处暑，是暑气结束的时节。处暑过后天气转凉，但炎热之气并未完全消退，表现为中午热、早晚凉，昼夜温差较大。小儿在处暑时节易感秋燥。那么，该如何有效预防呢？请看以下几点小建议。

一、起居养生

处暑时期小儿宜早睡早起，保持情绪安宁。在着衣方面应注意避免受凉，但添衣不能太多太快。可根据小儿自身体质，适当接受耐寒训练，提高机体抵抗力，对安度冬季有益。但 2 岁以内的婴幼儿、易感儿等体质虚弱的人群是不宜“秋冻”的，因为一旦受寒，此类人群易诱发疾病。

二、饮食宜忌

所谓“春夏养阳，秋冬养阴”。处暑时节的饮食原则应以养阴清热、润燥安神为主。可适当多吃芝麻、蜂蜜、银耳、百合、莲子、沙参、麦冬、无花果、南瓜、胡萝卜、黄鱼、干贝、海蜇等食物，日常的烹饪方式尽量以蒸、煮、焖、炖为主，少用煎、炒、炸、烤、烘等方式，以及少用香辛味的大料，如八角、桂皮、香叶等。

三、运动养生

处暑时节，小儿户外活动可选择中等强度的活动，避免进行超越本年龄段的长时间、高强度的运动。建议运动时以心跳略加快为度，出汗后及时更换衣服，以免着凉。

四、食疗药膳（以 3 岁以上儿童用量为参考）

1. 无花果瘦肉汤

材料：猪腱肉 100 g，鲜无花果 3 个，胡萝卜、玉米适量，生姜 1 片，蜜枣 1 颗。

做法：猪腱肉洗净后切块、焯水备用；鲜无花果、胡萝卜、玉米洗净后切块备用。锅中加水，放入上述材料同煮，大火煮开后改小火慢煮 1 小时，最后加入适量食盐调味即可。

功效：清热润燥。

2. 橄榄瘦肉汤

材料：甜橄榄 3 个，麦冬 6 g，玉竹 10 g，猪腱肉 100 g，生姜 2 片，蜜枣 1 颗。

做法：以上材料先用水清洗干净，甜橄榄对半切开；猪腱肉切块、焯水备用。把所有材料放入锅中加入适量清水，武火煮沸后转文火继续炖煮 1~1.5 小时，最后加入适量食盐调味即可。

功效：生津润肺。

五、小儿推拿

1. 按揉小天心

定位：手掌根部正中，大小鱼际之间的凹陷处。

操作手法：拇指指腹按揉，1~2 分钟。

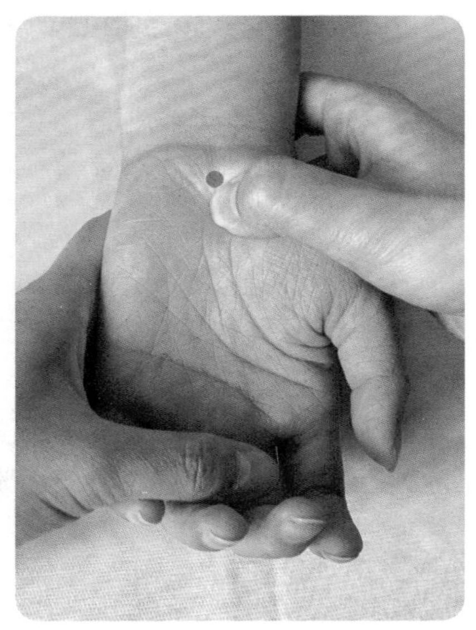

扫码观看操作

2. 补脾经

定位：拇指桡侧缘。

操作手法：在拇指桡侧缘的指端向指根方向直推，100~300 次。

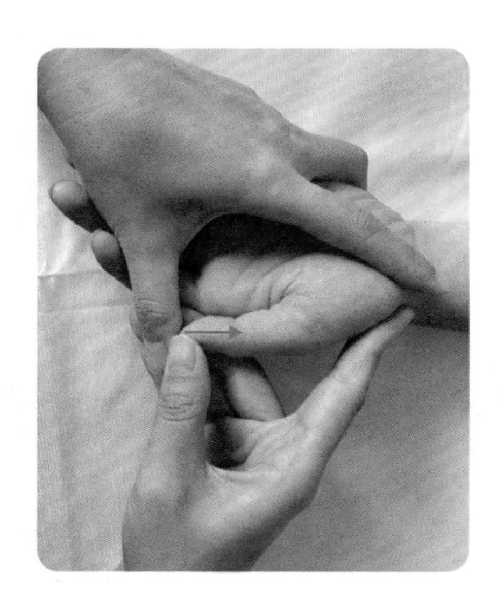

扫码观看操作

3. 揉肺俞

定位：第3胸椎棘突下，旁开1.5寸，左右各一。

操作手法：用两手拇指或一手食中二指分别置于肺俞穴上揉，1~3分钟。

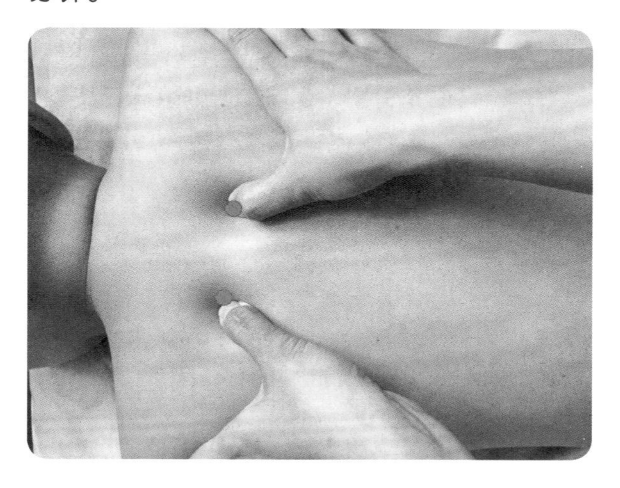

扫码观看操作

本组推拿手法具有健脾补肺，清热安神的作用。

药膳小知识

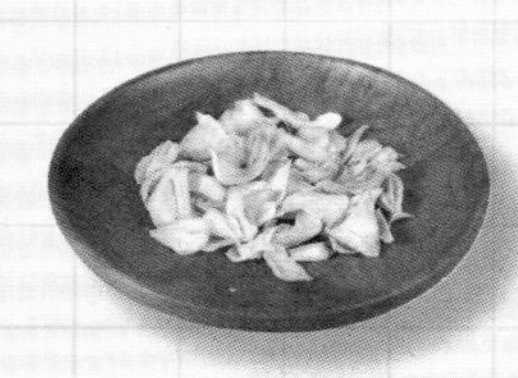

百合

性味：味甘，性寒。

归经：归心、肺经。

功效：养阴润肺，清心安神。

主治：阴虚燥咳，劳嗽咳血，阴虚有热之失眠惊悸、胃脘疼痛等。

※ 百合能养肺阴，对于秋季干燥导致的咽痒、干咳具有很好的食疗效果，而且还具有一定的安神功效，但性质偏寒，不适合脾虚弱的小儿长期食用。

白露

白露，是24节气中的第十五个节气，是秋季第三个节气，也是反映自然界寒气增长的重要节气。古人以四时配五行，秋属金，金色白，以白形容秋露，故名“白露”。白露的到来，意味着闷热的暑天已基本结束，天气将渐渐转凉。做好秋季小儿养生，则可大大减少小儿冬季患病的概率。

一、起居养生

俗话说：“白露身不露，着凉易泻肚。”白露时天气已转凉，早晚温差较大，在着衣方面应注意避免受凉，小儿尤其要注意背部、腹部保暖，否则易出现阳气受损、脾胃受寒而诱发感冒、咳嗽、腹泻等。但添衣不能太多太快，对于体质较好的小儿，适当接受耐寒训练可提高其机体抵抗力，对安度冬季有益。作息方面，应谨遵“秋三月……早卧早起，与鸡俱兴”的养生原则，晚上九点半前入睡，保证充足的睡眠。

二、饮食宜忌

白露时节，秋燥伤人，容易耗人津液，尤易耗伤肺津，故易口干、唇干、鼻干、咽干。中医认为肺与大肠相表里，肺主皮毛，故耗伤肺津容易出现大便干结、皮肤干裂等症状。秋季对应的是肺，因此白露时节要注意养肺。“肺主气，司呼吸，主宣发与肃降，喜润不喜燥”，所以白露季节不能一味进补。建议日常饮食除了以清淡、易消化且富含维生素的食物为主之外，可适当多吃橙黄色的果蔬，比如南瓜、胡萝卜、黄番茄、枇杷、橙子、柑橘等，以及乌梅、百合等具有养阴生津作用的食物。

三、运动养生

白露时早晚天气凉爽，与闷热的夏季相比更适合户外运动。所谓“秋风秋雨愁煞人”，这一时节人很容易出现消沉的情绪，所以要注意培养小儿健康开朗的心理素质，多做开心快乐的游戏或户外活动，避免精神紧张、焦虑等不良情绪。日常可选择慢跑、爬山、跳绳、打篮球、踢毽子等活动。但运动需要循序渐进，避免进行超越本年龄段的长时间、高强度的运动。

四、食疗药膳（以 3 岁以上儿童用量为参考）

1. 大枣乌梅汤

材料：大枣 2 颗，乌梅 5 g，冰糖适量。

方法：将大枣、乌梅洗干净，一同放入砂锅并加适量清水，文火煎取浓汁，兑入冰糖，待冰糖溶化即成。

功效：滋阴、益气、敛汗。

2. 莲子百合瘦肉汤

材料：莲子、百合各 10 g，瘦肉 100 g。

方法：莲子、百合清水浸泡 30 分钟；瘦肉洗净，切块，先用开水焯一下后捞出备用。锅中加入适量清水，将莲子、百合、瘦肉一同放入，水煮 1~1.5 小时后，放入适量的盐调味。

功效：润肺止咳、养心安神。

五、小儿推拿

1. 工字擦背

定位：工字是一个面积较广的区域，其上横为大椎穴、风门穴、肺俞穴水平线（①）；中间一竖为脊柱（②）；下横为肾俞穴、命门穴水平线（③）。

操作手法：先横擦大椎穴、风门穴、肺俞穴水平（肩胛部），以透热为度；然后直擦脊柱督脉，以透热为度；最后再横擦肾俞穴、命门穴水平（腰骶部），以透热为度。

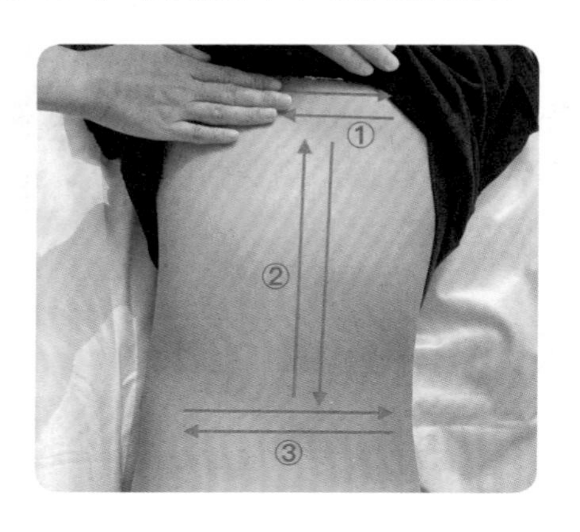

扫码观看操作

2. 补脾经

定位：拇指桡侧缘。

操作手法：在拇指桡侧缘的指端向指根方向直推，100~300 次。

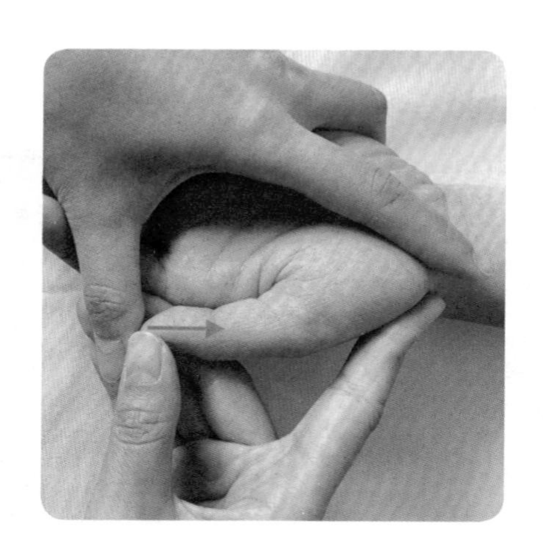

扫码观看操作

3. 平推肺经

定位：无名指末节螺纹面。

操作手法：用拇指指腹自指尖向指根方向来回直推，100~300 次。

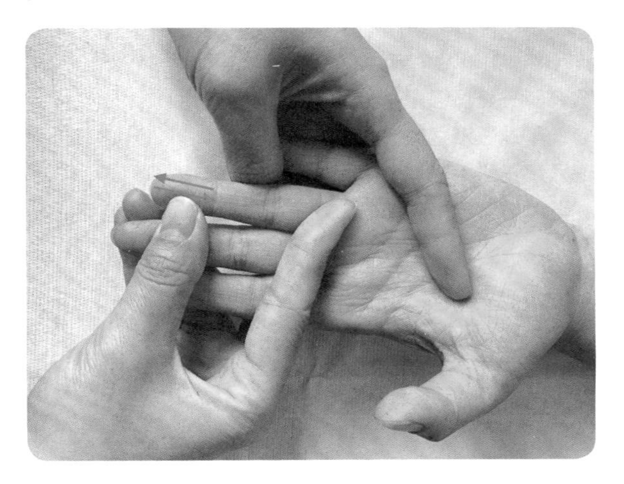

扫码观看操作

本组推拿手法具有温阳行气，益肺补脾的作用。

药膳小知识

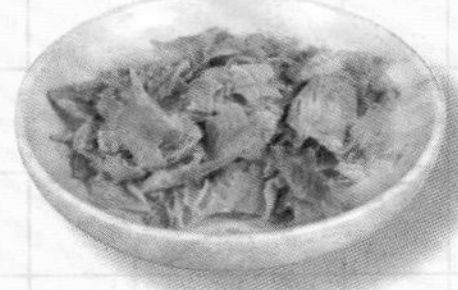

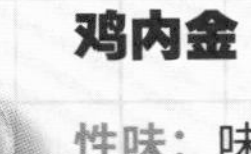

鸡内金

性味：味甘，性平。

归经：归脾、胃、小肠、膀胱经。

功效：健胃消食，涩精止遗。

主治：饮食积滞，小儿疳积，肾虚遗尿、遗精，砂石淋证、胆结石，等等。

※ 脾虚无积滞者慎用。鸡内金即鸡胃的内壁，带腥味，而且煎水煮汤时味道较苦涩，故一般不适合用于汤膳。日常可直接研磨成粉末，以少量温水冲服或直接在蒸蛋、蒸肉时放入少许即可。

秋 分

秋分，是 24 节气中的第十六个节气。“分”有“平分”的意思，除了指昼夜平分外，还有一层意思是平分了秋季。秋分日后，太阳光直射地球位置南移，北半球逐渐昼短夜长，昼夜温差加大，气温逐日下降，我国南方此时才真正进入秋季。中医认为，肺气与秋季相应，秋季主燥，故小儿在此时节容易出现鼻干、咽干、口舌干燥、干咳等津液不足的情况，那么该如何有效预防小儿出现以上的症状呢？请看以下建议。

一、起居养生

秋分后，小儿起居上仍需做到早睡早起，常到户外呼吸新鲜空气，使机体精力充沛。由于秋分之前仍有暑热的余气，故多见温燥；而秋分之后，气温逐渐下降，寒凉渐重，所以多出现凉燥。此时应尽量保持居室温暖及一定的湿度，家中可适当使用空气加湿机，以增加舒适度。另外，“春捂秋冻”要适度，对于婴幼儿、易感儿等体质虚弱的人群需及时增添衣服，以防受寒感冒。

二、饮食宜忌

秋分时节，在饮食方面要注意多吃一些平润、温润的食物，如银耳、甜杏仁、芝麻、核桃等。秋天上市的果蔬品种花色多样，其中莲藕、茄子、秋葵、秋梨、柑橘、苹果、葡萄、柿子等都是餐桌上的佳品。此外还要谨记“秋瓜坏肚”。在夏季，西瓜是消暑佳品，但是秋分之后，不论是西瓜、香瓜还是菜瓜都不能多吃，否则会损伤脾胃的阳气。

三、运动养生

秋分时节，天气晴朗，秋风飒爽，此时最适宜登高。家长们不妨选个周末，与小儿一起登高远眺，享受“一览众山小”的美好时光。但是，登高要避开气温较低的早晨和傍晚。登高时，要沉着，速度要慢，以防腰腿扭伤；登高过程中，应通过增减衣服来适应温度的变化；休息时，不要坐在潮湿的地上或风口处；出汗时可稍松衣扣，不要脱衣摘帽，以防伤风受寒；下山不要走得太快，以免膝关节受伤或肌肉拉伤。

四、食疗药膳（以3岁以上儿童用量为参考）

1. 核桃银耳小米粥

材料：核桃5个，银耳5 g，小米10 g，大米30 g，盐适量。

做法：核桃洗干净，掰开备用；银耳泡发2小时。上述材料一同放入锅中，加入适量清水煮粥，粥成后加入适量食盐调味即可。

功效：健脾养胃。

2. 南杏润肺汤

材料：干莲子10 g，干百合10 g，南杏仁5 g，银耳5 g，瘦肉100 g，蜜枣1颗。

做法：莲子、百合、南杏仁洗净备用；银耳洗净后清水泡发2小时；瘦肉切块焯水。把上述材料放入锅中，加入适量清水煮1~1.5小时，加入适量食盐调味即可。

功效：养肺润燥。

五、小儿推拿

1. 揉脾俞

定位：第11胸椎棘突下，旁开1.5寸。

操作手法：用两手拇指或一手食、中二指分别置于脾俞穴上按揉，1~3 分钟。

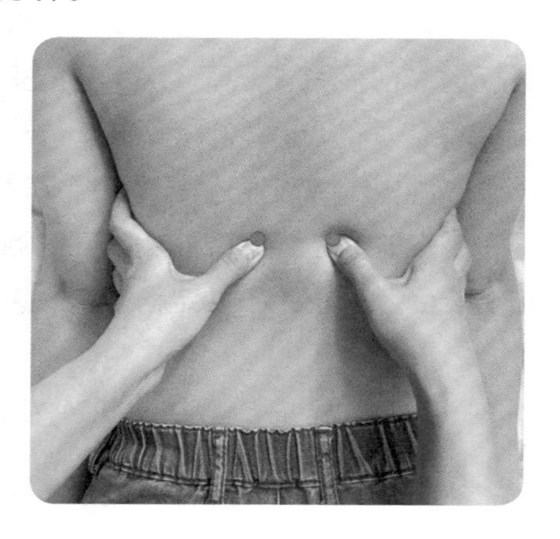

扫码观看操作

2. 工字擦背

定位：工字是一个面积较广的部位，其上横为大椎穴、风门穴、肺俞穴水平线（①）；中间一竖为脊柱（②）；下横为肾俞穴、命门穴水平线（③）。

操作手法：先横擦大椎穴、风门穴、肺俞穴水平（肩胛部），以透热为度；然后直擦脊柱督脉，以透热为度；最后再横擦肾俞穴、命门穴水平（腰骶部），以透热为度。

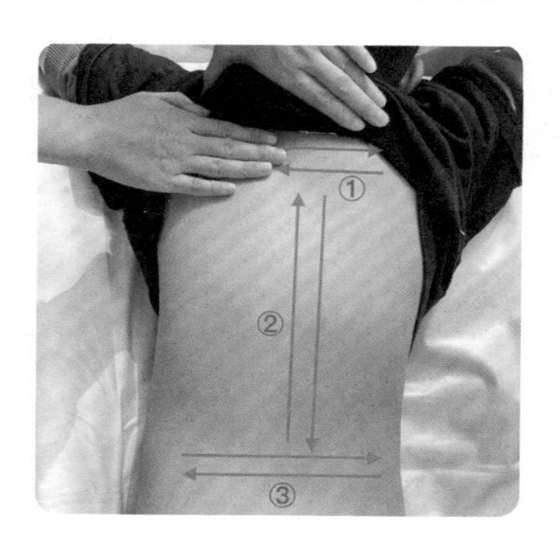

扫码观看操作

3. 揉膻中

定位：胸部，前正中线上，平第 4 肋间，两乳头连线中点。

操作手法：拇指指腹揉，1~3 分钟。

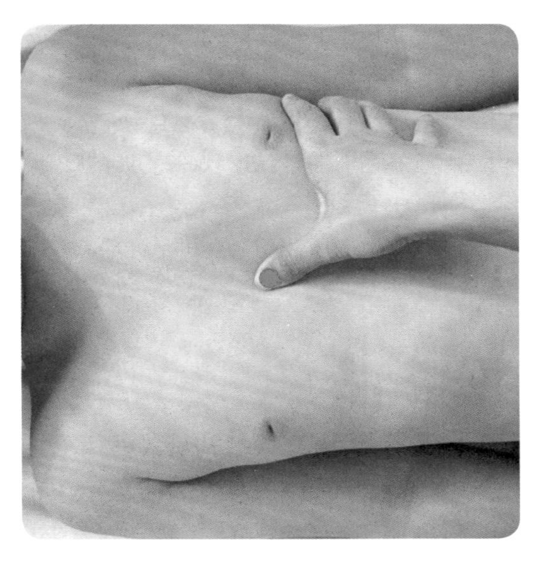

扫码观看操作

本组推拿手法具有宽胸理气，温阳健脾的作用。

药膳小知识

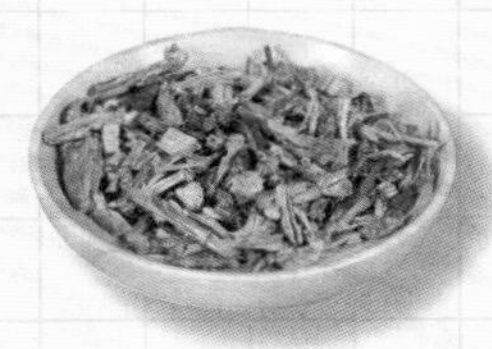

石 斛

性味：味甘，性微寒。

归经：归胃、肾经。

功效：益胃生津，滋阴清热。

主治：用于热病伤津、烦渴，胃热阴虚之胃脘疼痛、口舌生疮、骨蒸劳热、目暗不明等。

※ 鲜石斛滋阴清热、生津补肾的效果较干石斛更佳。

寒露

寒露，是24节气中的第十七个节气。寒露属深秋时节，此时万物随着寒气的增长逐渐萧条衰落，气温比白露时更低，露水更加寒冷，接近地面的水气快要凝结成霜。天气变冷，正是人体阳气收敛，阴精潜藏之时。根据四季养生中强调的“春夏养阳，秋冬养阴”的原则，寒露时节小儿养生必须注意保养体内的阴气。

一、起居养生

俗语说：“白露身不露，寒露脚不露。”所以寒露时节小儿穿衣要注重保暖，尤其要保证足部温暖，不要露脚。因为两脚离心脏最远，血液供应较少，且脚部的脂肪层较薄，特别容易受到寒冷的刺激。足部受凉，病邪乘虚而入，易诱发风寒感冒。部分不爱穿鞋的小儿，一定要穿上厚袜子，不能光脚走路。

二、饮食宜忌

寒露时节，应在平衡饮食五味的基础上，根据个人的情况，适当多食性质平和、滋润的食品，不仅能防寒、防燥，还能补脾胃、养肺润肠。可适量多进食的蔬果有羊肚菌、虫草花、猴头菇、海带、紫菜、芝麻、核桃、栗子、红枣、花生、山药等。值得注意的是，柿子营养价值虽高，有清热去燥、润肺化痰、止渴生津等作用，但切记不能空腹食用，也不可多吃，以免形成胃结石。

三、运动养生

寒露时节，小儿的运动原则是注意保暖，适度运动。运动前需适当热身，预防运动损伤，尽量以“微出汗”的中等强度运动为主，包括伸展运动、广播体操、中医八段锦等。

四、食疗药膳（以 3 岁以上儿童用量为参考）

1. 沙参瘦肉汤

材料：沙参 8 g，陈皮 3 g，瘦肉 80 g，大枣 1 颗，食盐适量。

做法：瘦肉切块焯水，上述材料洗干净后一同放入锅中，加入适量清水炖 1~1.5 小时，放入适量食盐调味。

功效：润肺养胃。

2. 莲藕排骨汤

材料：粉莲藕 180 g，排骨 100 g，生姜 2 片，蜜枣 1 颗，食盐适量。

做法：粉莲藕洗干净切块，备用；排骨焯水。上述材料放入锅中，加入适量清水炖 1~1.5 小时，最后加入适量食盐调味。

功效：健脾开胃，通便。

五、小儿推拿

1. 揉二马

定位：手背第四、五掌指关节后方，两掌骨间凹陷处。

操作手法：拇指指腹揉之，1~2 分钟。

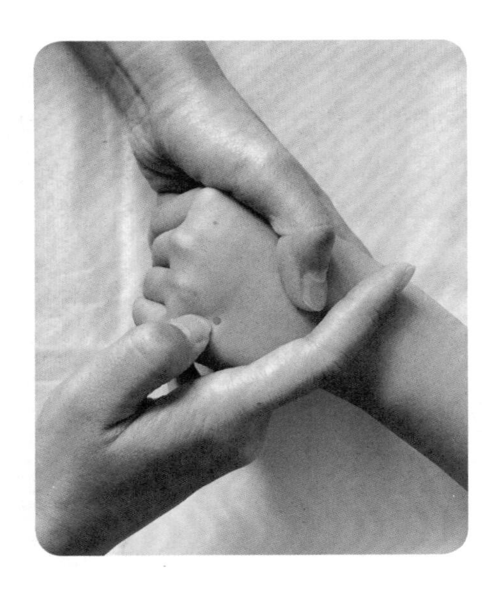

扫码观看操作

2. 补肺经

定位：无名指末节螺纹面。

操作手法：用拇指指腹自指尖向指根方向直推，100~300 次。

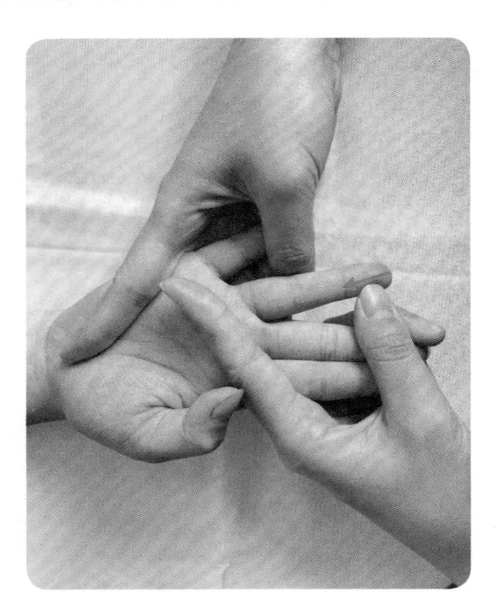

扫码观看操作

3. 补脾经

定位：拇指桡侧缘。

操作手法：在拇指桡侧缘的指端向指根方向直推，100~300 次。

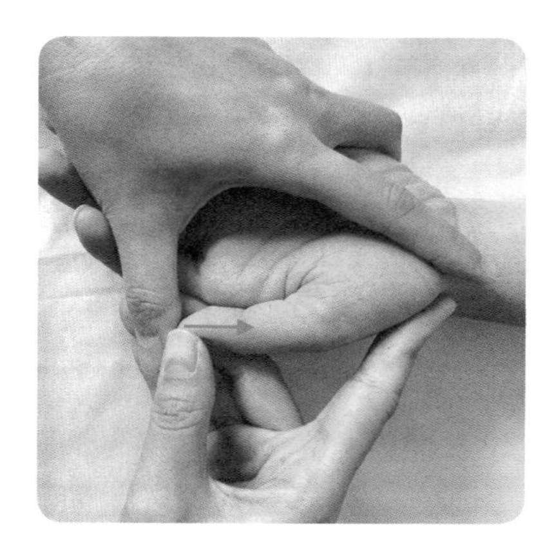

扫码观看操作

本组推拿手法具有温阳补肾，健脾补肺的作用。

药膳小知识

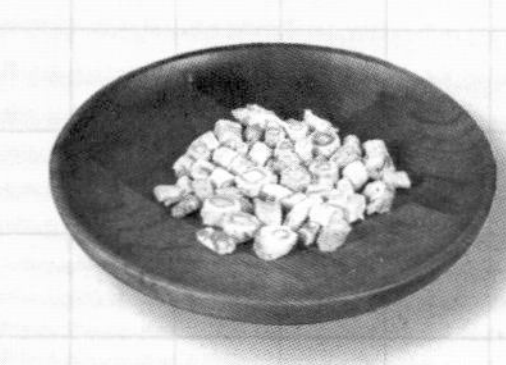

沙　参

性味：味甘、微苦，性微寒。

归经：归肺、胃经。

功效：养阴清热，益胃生津。

主治：阴虚肺燥之干咳少痰、咳血或咽干喑哑，胃阴虚有热之口干多饮、饥不欲食、大便干结等。

※ 北沙参和南沙参是两种不同的植物，但二者功用相似。相比较之下，北沙参清肺养胃的作用更强，而南沙参兼能补气、化痰，多用于气阴两伤及燥痰咳嗽者。因二者性质均微寒，故脾胃虚弱的小儿不宜长期服用。

霜降

霜降，是24节气中的第十八个节气，也是秋季的最后一个节气。霜降节气的特点是昼夜温差大，清晨寒风萧瑟，中午气温稍高，傍晚又开始降温，这样一冷一热相互交错，加上小儿先天“易寒易热，易虚易实”，若护理不当，极易诱发感冒、咳嗽、肺炎等疾病。因此，本节气期间给予小儿正确的调养，可提高其机体免疫力，减少生病。

一、起居养生

中国有句古话：“春捂秋冻，百病不碰。”但实际上，并不是人人都适合“秋冻”。“秋冻”虽有好处，但婴幼儿、易感儿等体质虚弱的人群是不宜“秋冻”的，因为一旦受寒，此类人群就易引发如感冒、支气管炎、肺炎、腹泻等疾病。另外，霜降时节昼夜温差加大，应格外重视小儿头颈部、腹部、足部的保暖。从中医经络角度看，头部为“诸阳之会”，是手足三阳经汇聚的地方，若头颈部受寒，会损伤人体的阳气，导致小儿易患感冒、鼻炎疾病等。因此，常备汗巾，注意擦拭小儿头颈汗，非常重要。腹部为脾胃之所，脾胃是后天之本，小儿脾胃功能旺盛，则气血充足，生长发育良好，故保持腹暖，则是保护小儿的脾胃。若小儿夜间睡眠常有蹬被子的习惯，则建议穿连体衣，可防止肚脐外露而致腹部受寒。所谓“寒从脚起”，足部处于人体最低位置，血流较缓慢，加上小儿足部表层脂肪薄，一旦保暖不当，极易受邪气的侵袭而引起疾病。因此，小儿在此节气期间不能光脚行走，建议在家也要穿鞋子。

二、饮食宜忌

霜降虽已是深秋时节，但燥邪并未完全消退。同时肃杀之气伴随寒冷之气一同袭来，对于“肺脾不足”的小儿来说，仍然要注意预防凉燥带来的危害。霜降前后，小儿最易出现干咳少痰、咽干鼻痒等症状，其中多是由于燥证与风寒合并所致。日常饮食中要注意多进食一些性平或微温的食物，常见的平和温润的食物有糯米、玉米、红豆、南瓜、木耳、胡萝卜、山药、桃子、无花果、杏等食物，避免食用辛辣燥热的食物，如葱、姜、蒜、辣椒等。

三、运动养生

霜降时节早晚气温较低，可待太阳出来后，选择慢跑、骑车、跳绳、打篮球、踢毽子等运动。避免进行超越本年龄段的长时间、高强度的运动。运动强度以微出汗、心跳略加快的中等强度为主，出汗后需及时更换衣服，以免着凉。

四、食疗药膳（以3岁以上儿童用量为参考）

1. 五指毛桃鲜鸡汤

材料：五指毛桃8 g，茯苓10 g，枸杞5 g，鲜鸡100 g，大枣1颗，生姜2片。

做法：鲜鸡洗净后切块，焯水备用；五指毛桃、茯苓、枸杞、大枣洗净。所有材料同放锅中，加适量清水煲1~1.5小时，加入适量食盐调味即可。

功效：补肺健脾。

2. 四君猪腱汤

材料：猪腱肉100 g，党参5 g，茯苓10 g，白术5 g，山药（干品）10 g，蜜枣 1 颗，生姜 1 片，食盐适量。

做法： 猪腱肉洗净、切块；党参、茯苓、白术、山药、蜜枣洗净，清水浸泡 30 分钟。以上材料一同置于锅中，加适量清水，武火煮沸后文火煲 1.5~2 小时，加食盐调味即可。

功效： 益气健脾。

五、小儿推拿

1. 补肺经

定位： 无名指末节螺纹面。

操作手法： 用拇指指腹自指尖向指根方向直推，100~300 次。

扫码观看操作

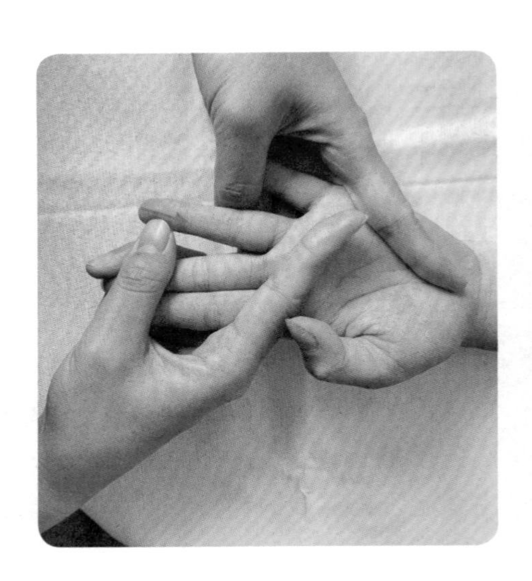

2. 运板门

定位： 手掌大鱼际平面。

操作手法： 用大拇指指腹在大鱼际处做环形运动，50~200 次。

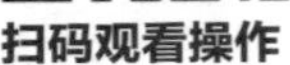

扫码观看操作

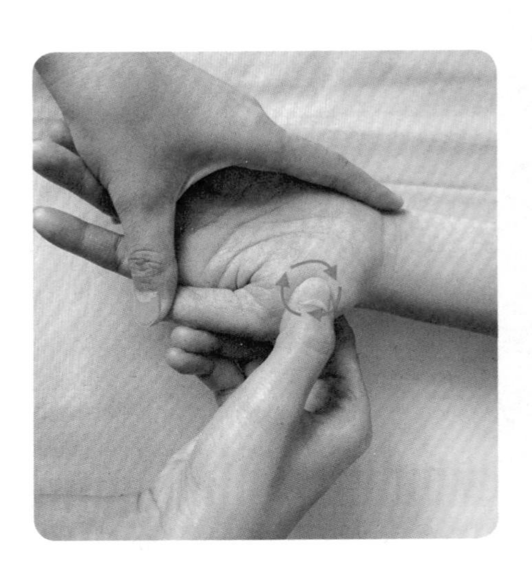

3. 按揉三阴交

定位： 内踝直上 3 寸，胫骨后缘凹陷中。

操作手法： 拇指指腹按揉，1~3 分钟。

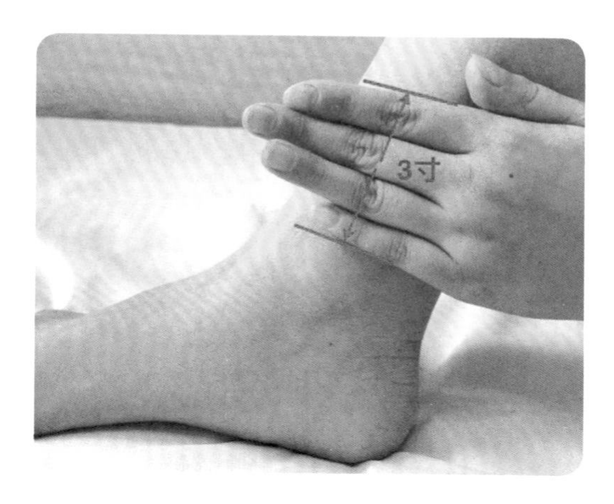

本组推拿手法具有补益肺脾，升清降浊的作用。

药膳小知识

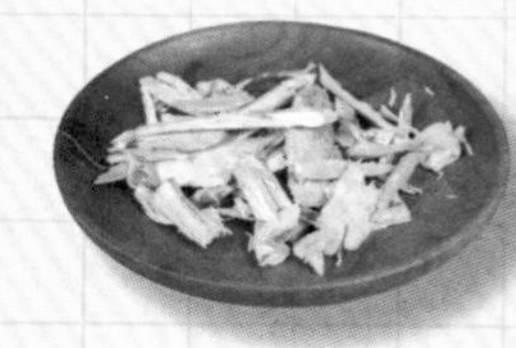

五指毛桃

别名： 五爪龙、南芪。

性味： 味甘，性平。

归经： 归脾、肺、肝经。

功效： 健脾补肺，行气利湿，舒筋活络。

主治： 脾虚浮肿、食少无力、盗汗、风湿痹痛、水肿等。

※ 五指毛桃广泛分布广东、福建、海南地区的山上，自然生长于深山幽谷中，因其叶子长得像五指，而且叶片长有细毛，果实成熟时像毛桃而得名。五指毛桃煲汤味道会有椰子的清香，而且补气而不“上火”，适合气虚小儿长期调理使用。

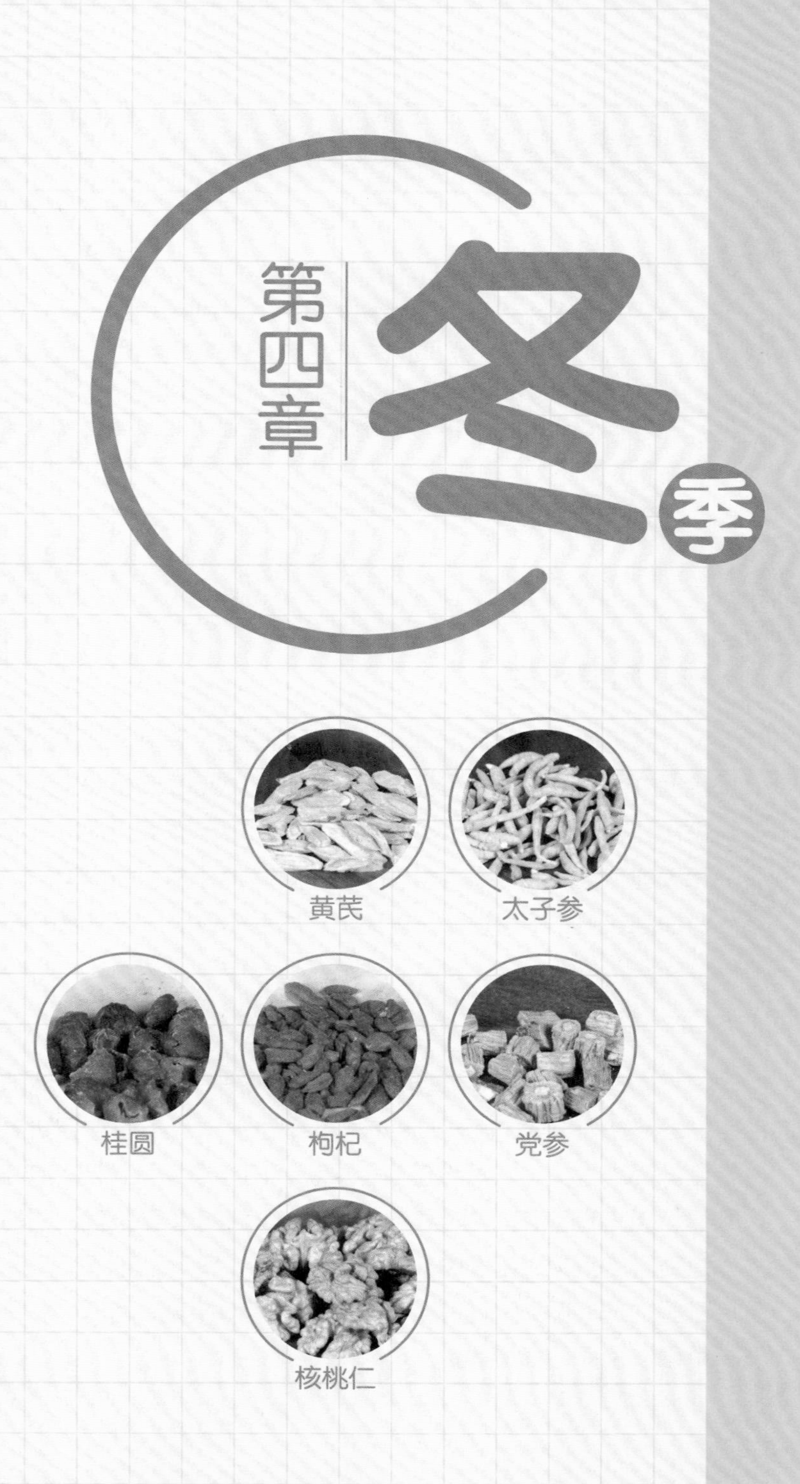
第四章
冬季
黄芪
太子参
桂圆
枸杞
党参
核桃仁

立冬

立冬，是24节气中的第十九个节气，也是冬季的第一个节气，代表着冬季的开始。立冬在我国古代属于“四时八节”之一，是人们享受丰收、休养生息、期待来年生活兴旺如意的时节。中医认为，立冬的到来意味着阳气潜藏，阴气盛极，此时草木凋零，蛰虫伏藏，万物活动趋向休止。按照“天人相应”的养生原则，立冬养生应以“藏养”为主。小儿先天“肺脾不足，肾常虚”，故更要注重敛阳保阴，为来年春季蓬勃的生长而养精蓄锐。

一、起居养生

立冬后，小儿起居调养强调早睡晚起，有利于阳气潜藏。建议晚上九点半前入睡，保证充足的睡眠。婴儿每天睡13~15小时，1~2岁小儿每天睡13~14小时，2~4岁小儿每天睡12小时，4~7岁小儿每天睡11小时，7~15岁儿童每天睡9~10小时。衣着方面，建议适时增减衣服，不可过厚，以免出汗后毛孔疏松，寒邪易于侵入。

二、饮食宜忌

中医理论认为，“春夏养阳，秋冬养阴”，小儿为“纯阳”之体，“冬令进补”应选择以清补、小补为主，万不可盲目进补，以免过补而“上火”，导致口臭、便秘、口腔溃疡等情况。饮食方面，建议以滋阴潜阳、补益气血、热量较高的膳食为宜，同时强调多吃新鲜的蔬果，如鹿肉、黄牛肉、羊肉、乌鸡、乳鸽、鹧鸪、黄鳝、鲩鱼、虾、白萝卜、白菜、茼蒿、虫草花、平菇、南瓜、木耳、板栗、苹果、橙子、冬枣等。

三、运动养生

冬季也应坚持适度户外活动及体育锻炼，以促进四肢血液循环，预防冻疮。小儿需多晒太阳，可打篮球、扔皮球、跳绳、骑车、散步、慢跑等，运动时间在30~40分钟为宜，以中、小强度为主，切忌大汗淋漓。

四、食疗药膳（以3岁以上儿童用量为参考）

1. 虫草花老鸭汤

材料：鲜虫草花8 g，老鸭120 g，陈皮2 g，生姜2片，枸杞5 g。

做法：老鸭切块，洗净后焯水2次；虫草花、陈皮洗净后清水浸泡30分钟。以上材料一同置于锅中，加适量清水，武火煮沸后转文火煲1.5~2小时，加食盐调味。

功效：补虚益精，滋阴助阳。

2. 益肾排骨汤

材料：排骨100 g，茶树菇（干品）12 g，核桃仁15 g，炒黑豆10 g。

做法：排骨洗净后斩块，焯水备用；茶树菇泡发，核桃仁洗净，黑豆炒热。以上材料一同置于锅中，加适量清水，武火煮沸后转文火煲1.5~2小时，加食盐调味。

功效：健脾补肾，益气。

五、小儿推拿

1. 摩腹

定位：整个腹部。

操作手法：全掌摩腹，顺时针与逆时针各摩1~3分钟。

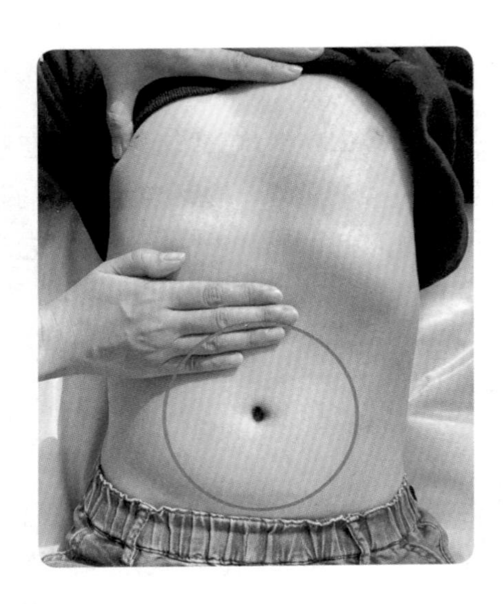

扫码观看操作

2. 按揉涌泉

定位：足掌面，足掌前 1/3 与足掌中 1/3 交界处的凹陷处。

操作手法：拇指指腹按揉之，1~3 分钟。

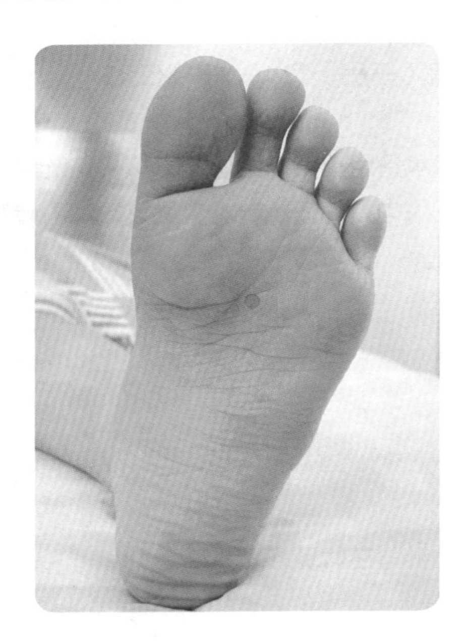

扫码观看操作

3. 推三关

定位：前臂桡侧，阳池穴至曲池穴成一直线。

操作手法：从腕横纹推向肘横纹，50~100 次。

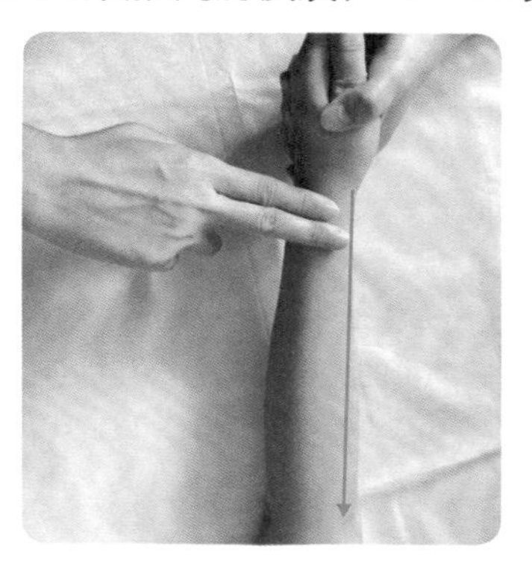

扫码观看操作

本组推拿手法具有健脾补肾，温阳驱寒的作用。

药膳小知识

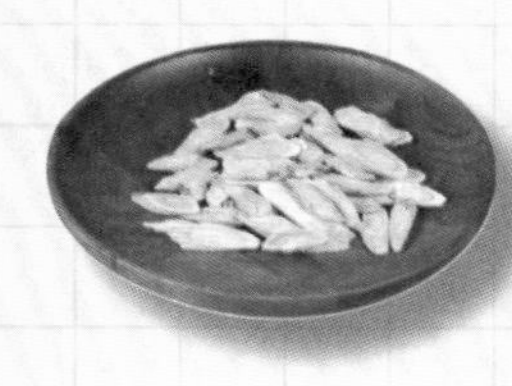

黄　芪

别名：北芪。

性味：味甘，性微温。

归经：入脾、肺经。

功效：健脾补中，升阳举陷，益卫固表，利尿，托毒生肌。

主治：肺脾气虚、中气下陷、气不摄血、气虚自汗、疮疡久溃不敛、小便不利等。

※ 黄芪甘温补升，是气虚体质小儿理想的食疗药材。但由于“气有余便是火”，即补气太过会容易出现咽痛、口臭、便秘等“上火”的情况，故对于体质较好或阴虚及湿热体质的小儿，不宜多用，以免适得其反。

小 雪

小雪，是 24 节气中的第二十个节气，也是冬季的第二个节气。《二如亭群芳谱》曰：“小雪气寒而将雪矣，地寒未甚而雪未大也。”说明小雪是反映天气现象的节令。进入该节气，气温下降，但大地尚未过于寒冷，北方虽开始降雪，但雪量不大，故称“小雪”。小雪节气期间，寒潮和强冷空气活动较频繁，加上小儿“五脏六腑成而未全，全而未壮”，极易受到流感病毒的侵袭，部分小儿甚至迁延不愈，反复发作。此时，小儿的调养重心应为温肾暖脾，以增强小儿的体质，使其能抵御各种外邪的侵袭。

一、起居养生

小雪已是初冬季节，天气较寒冷，小儿须早睡晚起，待太阳出来后方可起床活动，外出时更需做好御寒保暖。衣着方面，应以松软轻便、贴身保暖而不出汗为宜。另外，建议坚持每晚或隔日热水泡脚，水温控制在 38~40℃，时间约 10 分钟，可促进全身血液循环，有助小儿睡眠。

二、饮食宜忌

根据中医“用寒远寒，用热远热”的理论，此时节适当食用温补的食品，是符合冬季养生原则的。日常可多吃鸡肉、黄牛肉、羊肉、乳鸽、鹧鸪、韭菜、蒜苗、香菜、石榴、樱桃、龙眼、栗子、南瓜、红枣等性质“温补”的食品。另外，还可多吃黑色的食品如黑木耳、黑芝麻、黑米、黑豆等，以补养肾气，抵抗寒冷。

三、运动养生

冬季气候寒冷，久居室内易致小儿情绪低落，适当的户外活动则可保持小儿心情开朗。建议风和日暖时，带小儿去户外晒晒太阳，约 1~2 小时，以助肾中阳气升发。运动方面，适宜进行中小强度的活动，如散步、踢毽子、滑轮、跳绳等，运动强度需循序渐进，时间 30~40 分钟为宜。

四、推荐食疗（以 3 岁以上儿童用量为参考）

1. 竹蔗萝卜羊肉汤

材料： 羊肉 100 g，白萝卜 150 g，竹蔗 2 节，荸荠 3 个，生姜 2 片，蜜枣 1 颗。

做法： 羊肉洗净，切块后焯水备用；白萝卜洗净切块，荸荠、竹蔗对半切开。以上材料放入锅内，加适量清水，武火煮沸后文火煲 1.5~2 小时，加入食盐调味即可。

功效： 暖中补虚。

2. 南瓜红枣牛肉汤

材料： 贝贝南瓜 1 个，牛肉 100 g，红枣 2 个。

做法： 南瓜洗净后切块，牛肉洗净后切片，红枣去核。上述材料一同放入锅中，加适量清水，炖煮 1~1.5 小时，加入少量食盐调味即可。

功效： 温中益气。

五、小儿推拿

1. 揉外劳宫

定位： 掌背侧，与内劳宫相对，第二、三掌骨之间，约掌指关节后 0.5 寸（指寸）。

操作方法： 拇指指腹揉之，1~3 分钟。

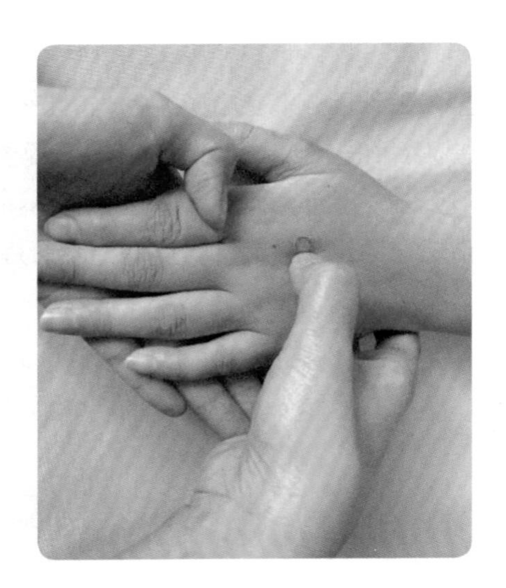

扫码观看操作

2. 揉二马

定位：手背的第四、五掌指关节后方，两掌骨间凹陷处。

操作手法：拇指指腹揉之，1~2 分钟。

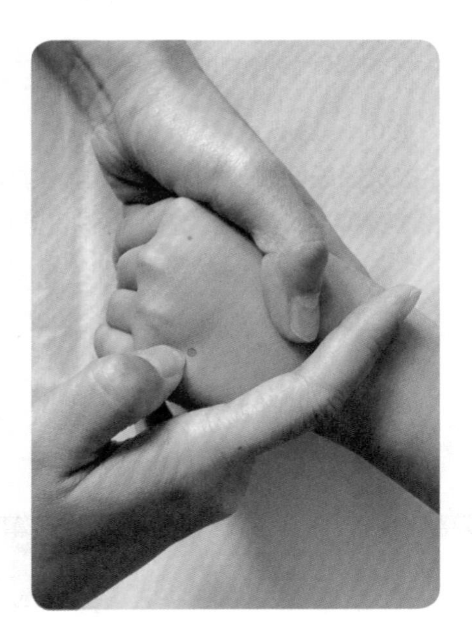

扫码观看操作

3. 按揉足三里

定位：外膝眼下 3 寸，胫骨嵴旁开 1 寸处。

操作手法：以拇指指腹按揉，1~3 分钟。

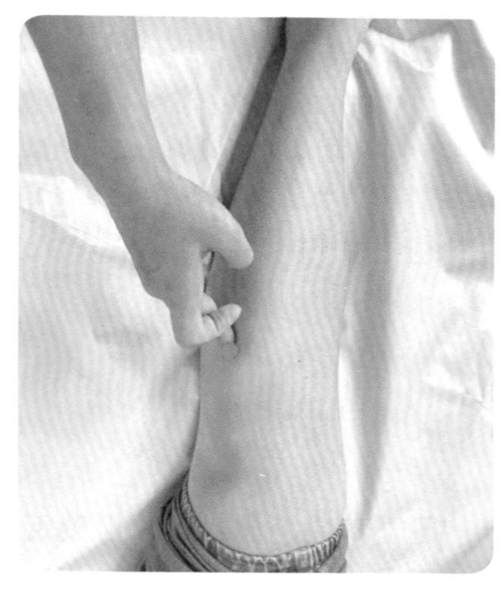

扫码观看操作

本组推拿手法具有补肾宁心，健脾养胃的作用。

药膳小知识

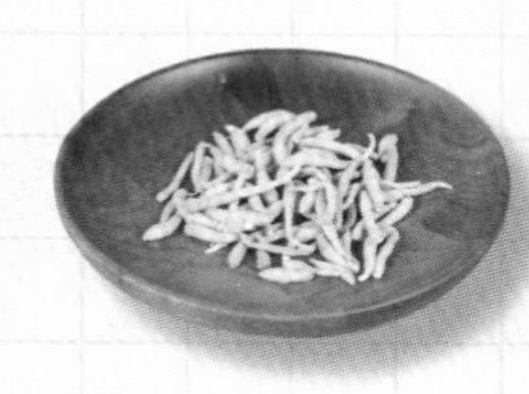

太子参

别名：孩儿参。

性味：味甘、微苦，性平。

归经：归肺、脾经。

功效：补气健脾，生津润肺。

主治：热病之后气阴两亏，自汗，食少倦怠，心悸不眠，等等。

※ 西洋参和太子参均为气阴双补之品，太子参虽然补气养阴之力不及西洋参，然而它性平力薄，于是成为小儿长期调理的理想食疗药材。

大 雪

大雪，是24节气中的第二十一个节气。“大雪”是一个气候概念，反映该节气期间寒流活跃，气温下降，降水增多。所谓“春生，夏长，秋收，冬藏”，大雪时节适当的调补对小儿增强体质，促进健康大有裨益，不仅能提高其机体的免疫功能，促进新陈代谢，还有助于机体蓄积能量，为小儿来年的生长发育和健康打下夯实的基础。

一、起居养生

《黄帝内经》中提出，冬季养生需做到“早卧晚起，必待日光”。建议小儿尽量晚上九点前入睡，翌日等到太阳出来以后再起床活动。小儿日常外出时除了要穿戴暖和外，选择一双舒适、保暖而吸湿性能好的鞋子也非常重要。天气虽冷，但家中应常开门窗通风换气。每晚或隔日以艾叶或老姜煮水泡脚，可起到驱寒暖身的作用。

二、饮食宜忌

大雪较小雪时气候更冷，小儿排汗减少，易忽略水分的补充。因此，家长应随时督促小儿多喝温水，以保证体内津液充足，使大便通畅。日常可适当多吃核桃、芡实、莲子、山药、枸杞、栗子、黑木耳、黑芝麻、黑豆、驴肉、鳝鱼、鳙鱼等食物。

三、运动养生

冬季虽寒冷，但适当的户外活动有助于小儿的身心健康。

建议尽量选择空旷而向阳的地方进行“日光浴”。晒太阳时小儿需脱去帽子及手套，露出头部及双手，以保证阳光的充分接触，同时注意保护眼睛。运动方面尽量以小强度的活动为主，如散步、中医八段锦、广播体操等。

四、推荐食疗（以 3 岁以上儿童用量为参考）

1. 茯苓栗子小米粥

材料： 茯苓 10 g，栗子适量，小米 50 g，盐适量。

做法： 先将茯苓及栗子洗净后置于锅中，加清水适量，和小米同煮成粥，放入食盐调味即可。

功效： 补肾健脾。

2. 益智八宝粥

材料： 桂圆肉 10 g，花生肉 25 g，核桃仁 25 g，红豆 20 g，薏苡仁 20 g，莲子肉 25 g，红枣 10 颗，鹌鹑蛋 8 只，大米 100 g，冰糖适量。

做法： 鹌鹑蛋煮熟去壳备用；其他材料洗净浸泡 30 分钟。锅内放入适量清水，煮沸后加入洗净浸泡的材料，粥成后加入鹌鹑蛋，再用冰糖调味。

功效： 补肾益智。

五、小儿推拿

1. 运丹田

定位： 小腹部。

操作手法： 用手掌在小腹部做环形运动，1~3 分钟。

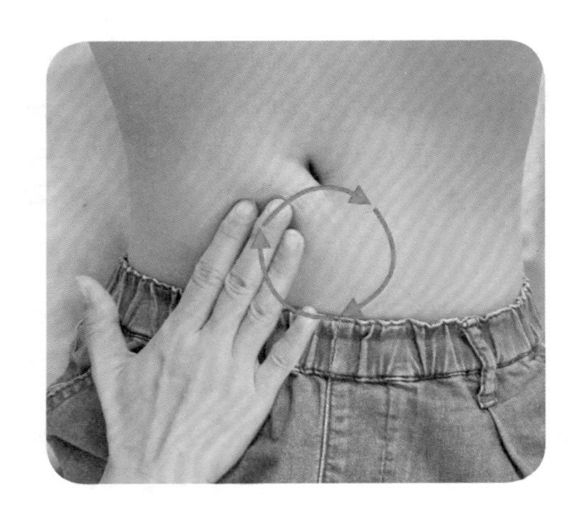

扫码观看操作

2. 工字擦背

定位： 工字是一个面积较广的区域，其上横为大椎穴、风门穴、肺俞穴水平线（①）；中间一竖为脊柱（②）；下横为肾俞穴、命门穴水平线（③）。

操作手法： 先横擦大椎穴、风门穴、肺俞穴水平（肩胛部），以透热为度；然后直擦脊柱督脉，以透热为度；最后再横擦肾俞穴、命门穴水平（腰骶部），以透热为度。

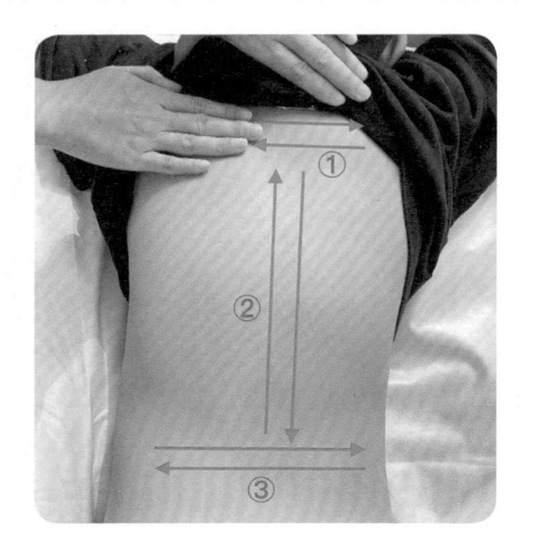

扫码观看操作

3. 按揉涌泉

定位：足掌面，足掌前 1/3 与足掌中 1/3 交界处的凹陷处。

操作手法：拇指指腹按揉之，1~3 分钟。

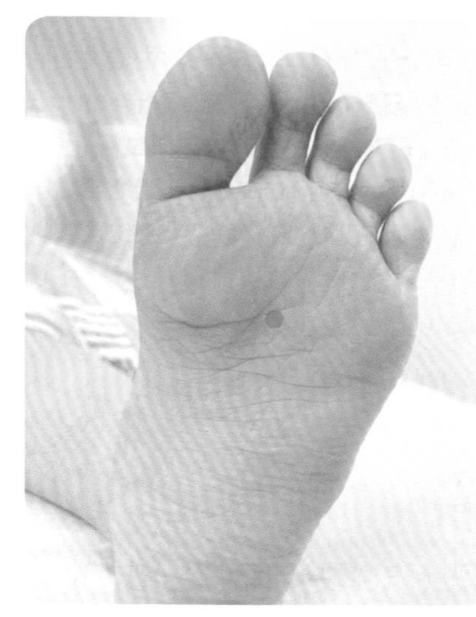

扫码观看操作

本组推拿手法具有补肾固精，调补肺脾的作用。

药膳小知识

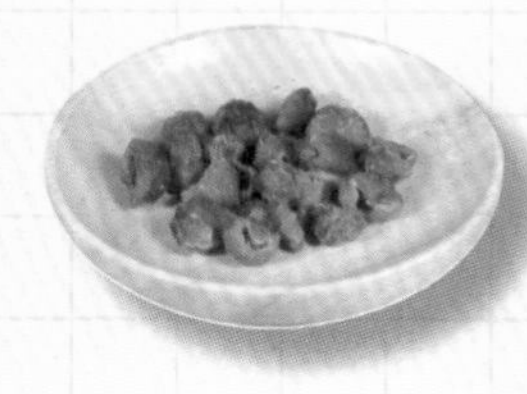

桂　圆

别名：龙眼肉。

性味：味甘，性温。

归经：归心、脾经。

功效：补益心脾，养血安神。

主治：思虑过度、劳伤心脾、失眠健忘等。

※ 桂圆味甜，多用在食疗中以增加甜味。但桂圆性温而较滋腻，阴虚内热、湿热、痰湿、脾虚湿滞体质的小儿忌服。

冬至

冬至，是24节气中的第二十二个节气，是一年中最冷的时期。冬至过后，白天渐长，黑夜渐短，阳气始生。冬至是中国传统的大节日，民间有“冬至大过年”的说法。在南方，冬至有吃汤圆或火锅的传统，而在北方，冬至则有吃饺子的习俗。冬至时节天气非常寒冷，小儿腠理疏松，卫外机能不健全，极易患感冒、咳嗽等呼吸系统疾病。若想小儿安稳度过这一时期，以下几点可供参考。

一、起居养生

冬至寒冷，建议小儿早晚气温较低时尽量少出门，出门时必须做好御寒保暖措施。此外，坚持每晚或隔日热水泡脚，水量要超过外踝的高度，泡到头部微微出汗是最好的。晚上九点前入睡，以保证充足的睡眠。

二、饮食宜忌

小儿为“纯阳”之体，冬至饮食以滋阴潜阳、补益气血、热量较高的膳食为宜，同时强调多吃新鲜的食物，如牛奶、羊奶、鸡蛋（鸡蛋、奶类过敏者除外）、鹿肉、黄牛肉、羊肉、乌鸡、乳鸽、鹧鸪、猪肚、泥鳅、鲜虾、豆腐、生菜、香菇、白果、葡萄、蓝莓等。切忌过量进食大辛大热之品，如辣椒、胡椒、肉桂等，以免过补而上火。

三、运动养生

小儿户外活动时间尽量安排在早上九点之后，下午四点之前，活动场所应空旷而向阳。多晒太阳，尽量每天晒 1~2 小时。忌剧烈运动，以小强度的活动为宜，年纪稍大的儿童可练习广播体操，年纪较小的儿童尽量以散步、推小车、扔皮球等活动为主。

四、食疗药膳（以 3 岁以上儿童用量为参考）

1. 当归生姜羊肉汤

材料：羊肉 100 g，当归 5 g，生姜 2 片。

做法：羊肉洗净后切块，焯水备用；当归冲洗干净后备用。以上材料放入锅内，加适量清水，武火煮沸后转文火煲 1.5~2 小时，加适量食盐调味即可。

功效：温阳驱寒。

2. 淮芪鹧鸪汤

材料：鹧鸪半只（约 150 g），黄芪 5 g，山药（干品）10 g，陈皮 2 g，桂圆 10 g。

做法：鹧鸪切块、洗净，焯水去掉腥味；黄芪、山药、桂圆肉、陈皮洗净，清水浸泡 30 分钟。以上材料放入锅内，加适量清水，武火煮沸后转文火煲 1.5~2 小时，加适量食盐调味即可。

功效：暖脾补肾。

五、小儿推拿

1. 横擦腰骶部

定位：腰骶部区域，约肾俞穴、命门穴水平线。

操作手法：小鱼际或全掌面横擦，以透热为度。

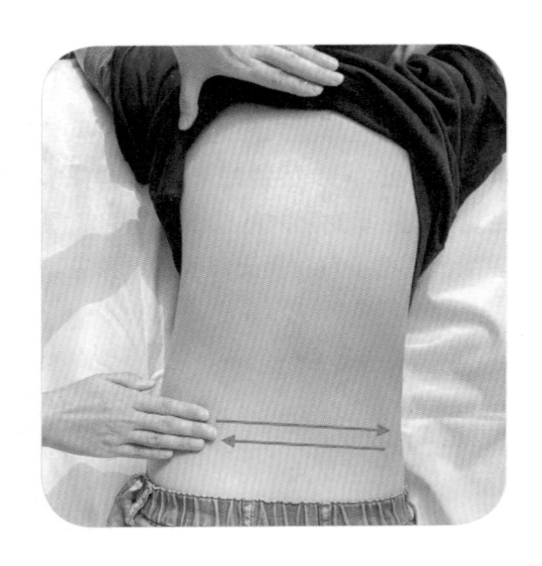

2. 摩腹

定位：整个腹部。

操作手法：全掌摩腹，顺时针与逆时针各摩 1~3 分钟。

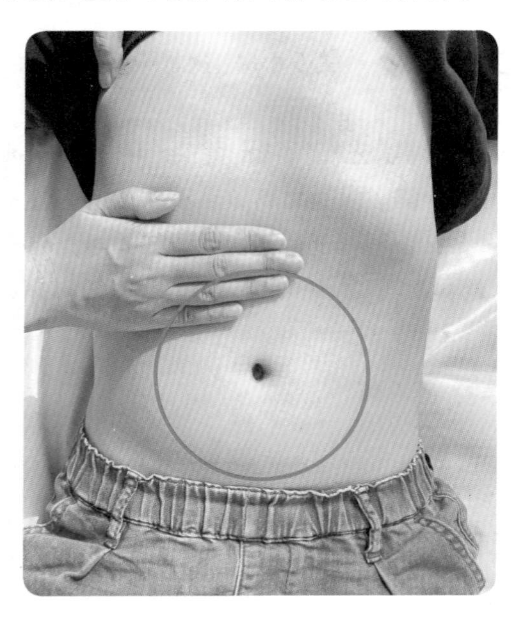

3. 补肾经

定位：小指掌面稍偏尺侧，自小指尖直至指根。

操作手法：从小指根部直推至指尖，100~300 次。

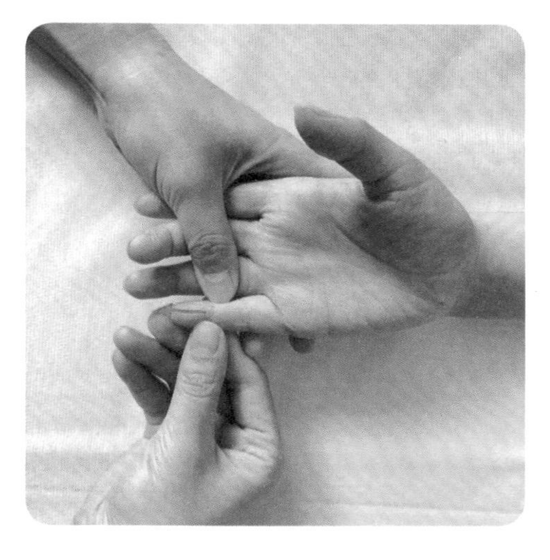

扫码观看操作

本组推拿手法具有补肾壮阳，健脾开胃的作用。

药膳小知识

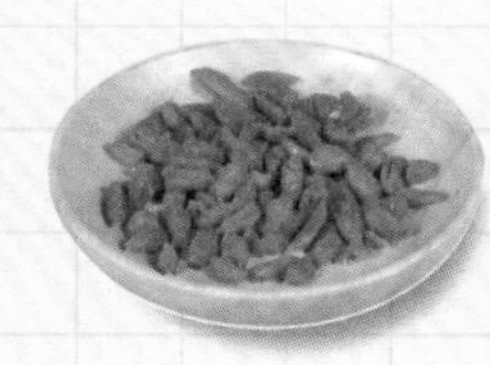

枸　杞

性味：味甘，性平。

归经：归肝、肾经。

功效：滋补肝肾，益精明目。

主治：肝肾阴虚、腰膝酸软、头晕目眩、遗精滑泄、失眠多梦等。

※ 枸杞多分布在华北及西北地区，其中以宁夏栽种的枸杞质量尤佳。枸杞能补肝肾、明目，适合学龄期或近视的儿童长期调理使用。

小寒

小寒，是24节气中的第二十三个节气。小寒与小暑、大暑及处暑一样，都是表示气温冷暖变化的节气。“小寒时处二三九，天寒地冻冷到抖”，这说明了小寒节气的寒冷程度。小寒节气期间，冷空气会频繁南下，南方经常开启一夜“速冻”模式，若小儿在这时期的日常养生保健没有做好，是非常容易生病的。因此，小寒节气小儿养生应坚持以“防寒补肾”为原则。

一、起居养生

在起居方面，最重要的就是保暖。除了外出时注意御寒保暖外，还需注意夜间睡眠的保暖。很多宝妈都非常苦恼，虽然天气寒冷，但为什么小儿晚上老踢被子呢？其实孩子晚上踢被子的原因，很大可能是被子太厚了！其次，厚重的被子会压迫小儿胸部，特别是小宝宝，会影响其呼吸，甚至有蒙住口鼻导致其窒息的风险，因此，小儿夜间睡眠选择合适的保暖装备非常重要。建议小儿冬季睡眠的最佳搭配是棉质长款睡衣加睡袋。其中，1~2月龄小儿可以选择襁褓式睡袋，2~12月龄小儿可以选择一体式睡袋，6月~8岁小儿可以选择分腿式睡袋。至于睡袋等级，可依据季节不同而选择不同的等级，一般到了南方的小寒节气，选择保暖系数在2.5~3.5的即可。另外，还可以通过摸后颈及手掌的温度来判断小儿夜间睡眠的冷热。例如小儿后颈温热，手掌微凉，证明小儿此时是比较舒适的；如果后颈出汗，脸蛋泛红，证明小儿被焐热了，需要适当散热。

二、饮食宜忌

进入小寒节气，也已进入数九寒天，而寒为阴邪，易伤人阳气。冬日里万物敛藏，养生亦该顺应自然界收藏之势，收藏阴精，使精气内聚，以润五脏，同时还应注重养肾防寒。小寒期间可多吃性平和性温的食物，如淡菜、鲢鱼、黄鳝、牡蛎、甲鱼、羊肉、猪肚、鸡肉、鹧鸪、刀豆、黄豆、甘薯、红糖等。

三、运动养生

小儿户外活动时间应尽量安排在早上九点之后，下午四点前。多晒太阳，尽量每天晒 1~2 小时。忌剧烈运动，以中小强度活动为主，“微微出汗”为佳，如散步、踢皮球、玩儿童滑板车、跳绳等，时间在 30~40 分钟。

四、食疗药膳（以 3 岁以上儿童用量为参考）

1. 黄芪茯苓鲜鸡汤

材料：黄芪 5 g，茯苓 10 g，鲜鸡腿 1 只，生姜 2 片，红枣 1 颗。

做法：鲜鸡腿洗净后切块，焯水备用；茯苓、黄芪洗干净。所有材料一同放入锅中，武火煮沸后转文火炖 1~1.5 小时，最后加适量食盐调味即可。

功效：健脾补气。

2. 党参炖鹌鹑汤

材料：鹌鹑半只（约 100 g），党参 10 g，山药（干品）5 g，桂圆 5 g，枸杞 5 g，芡实 5 g，陈皮 2 g。

做法：鹌鹑切块、洗净，焯水去掉腥味；党参、山药、桂圆、枸杞、芡实、陈皮洗净，清水浸泡 30 分钟。以上材料放入锅内，加适量清水，武火煮沸后转文火煲 1.5~2 小时，加适量食盐调味即可。

功效： 补五脏，益中气。

五、小儿推拿

1. 横擦项背之交

定位： 颈部与上背部交界的一片区域，约大椎穴、风门穴、肺俞穴水平线。

操作手法： 小鱼际或全掌面横擦，透热为度。

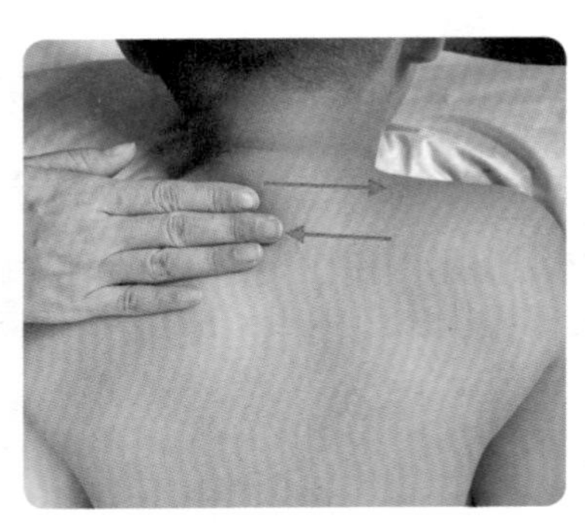

扫码观看操作

2. 按揉涌泉

定位： 足掌面，足掌前 1/3 与足掌中 1/3 交界处的凹陷处。

操作手法： 拇指指腹按揉之，1~3 分钟。

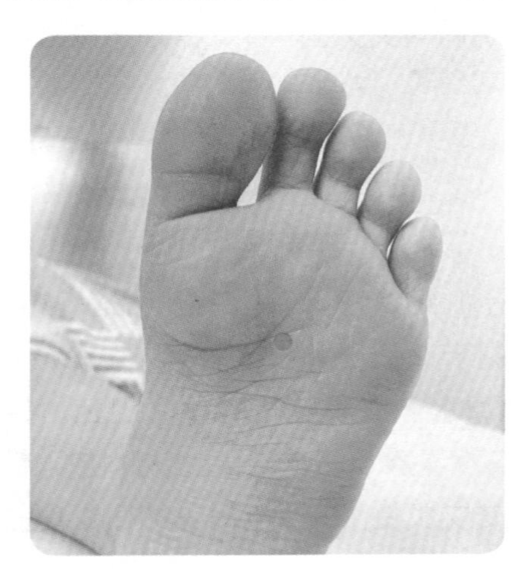

扫码观看操作

3. 捏脊

定位：后背正中，整个脊柱，从龟尾穴至大椎穴。

操作手法：以两手拇指置于脊柱两侧，从下向上推进，边推边以拇指与食中二指捏拿起脊旁皮肤。从龟尾穴往上捏至大椎穴为1行，操作3~9行。

注意：由于6月龄以下的婴儿肌肤薄弱，如果力度掌控不好，容易损伤宝宝，故不建议非专业人士进行本操作。

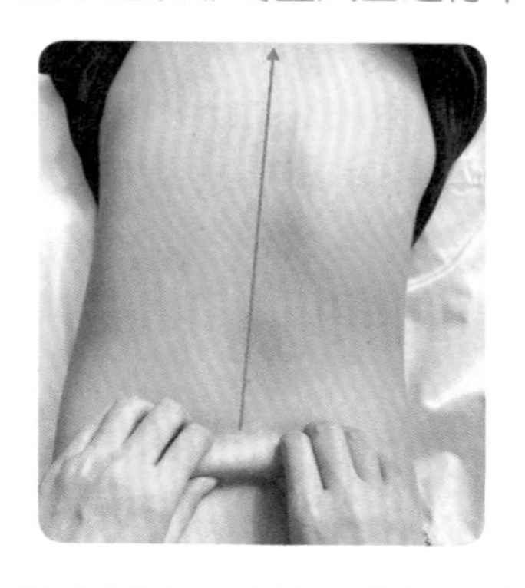

扫码观看操作

本组推拿手法具有补益肺气，健脾暖脾的作用。

药膳小知识

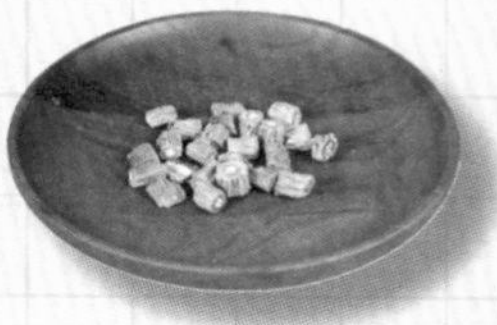

党 参

性味：味甘，性平。

归经：归脾、肺经。

功效：补肺、脾气，补血，生津。

主治：肺脾气虚、气血两亏、体倦无力、食少、头晕、心悸、气短、口渴等。

※ 党参味甜，具有很好的调补气血的作用，常在体虚儿的日常食疗中使用。但感冒、咳嗽等表证未解或有积滞化热的情况则需要在医生的指导下才能使用党参。

大寒

大寒，是 24 节气中的第二十四个节气，即最后一个节气。大寒一过，意味着节气又开始新的轮回。大寒是表示气温冷暖变化的节气，“大寒”即天气寒冷到极致的意思。在北方地区，大寒节气是没有小寒节气冷的，但对于南方大部地区来说，最冷是在大寒节气。小儿为“纯阳”之体，虽然生机蓬勃似旭日初升，但是其五脏六腑功能尚未完善，如同初升的太阳终究光芒不足，因此，小儿需在父母的精心呵护下，才能从初升旭日变成正午阳光哦！

一、起居养生

大寒节气，小儿养生应以“固肾暖脾”为原则。在起居方面，日间外出及夜间睡眠时的保暖都非常重要。建议小儿遵循《黄帝内经》中关于四季睡眠规律的描述，冬季早睡晚起，待太阳出来后方可起床活动，外出时需做好御寒保暖措施。衣着方面，应松软轻便，以贴身保暖而不出汗为宜。建议坚持每晚或隔日以热水或中药泡脚，可促进全身血液循环，有助睡眠。

二、饮食宜忌

大寒时节饮食宜减咸增苦，以养心气，固肾气。切忌生冷、黏硬的食物，以防脾胃阳气受损。另外，由于大寒天气寒冷，人体需要更多的热量，火锅在这时候就显得尤其受欢迎。推荐以乳鸽、猪肚、羊肉、黄牛肉、鹅肉、鸡肉等为火锅的主要食材，同时选择竹蔗、白萝卜、生菜、荸荠、冬瓜等食物作为配菜，做到“清”“温”并用，以减少上火的概率。

三、运动养生

因冬主收藏，故大寒时节小儿忌剧烈运动。运动以小强度的活动为主，尽量以不出汗为宜。户外活动时间可安排在日间较暖和的时候，活动场所应空旷而向阳。

四、食疗药膳（以3岁以上儿童用量为参考）

1. 桂圆红糖粥

材料：粳米30 g，桂圆肉10 g，红糖适量。

做法：桂圆清洗后温水浸泡片刻备用，粳米淘洗干净后与桂圆一同放入锅中，加清水适量，武火煮沸后，加入适量红糖，再转为文火煎煮至米烂汤稠即可服用。

功效：开胃暖脾，养气安神，补气血。

2. 红薯核桃小米粥

材料：红薯半个，核桃仁15 g，小米15 g，粳米30 g，大枣1颗。

做法：红薯洗净后去皮，切小块；核桃仁、小米及粳米淘洗干净后备用，所有材料一同置于锅中，加入适量清水，武火煮开后转文火煮至材料软烂、熟透即可，最后加入少量食盐调味。

功效：暖身补肾。

五、小儿推拿

1. 补脾经

定位：拇指桡侧缘。

操作方法：在拇指桡侧缘的指端向指根方面直推，100~300次。

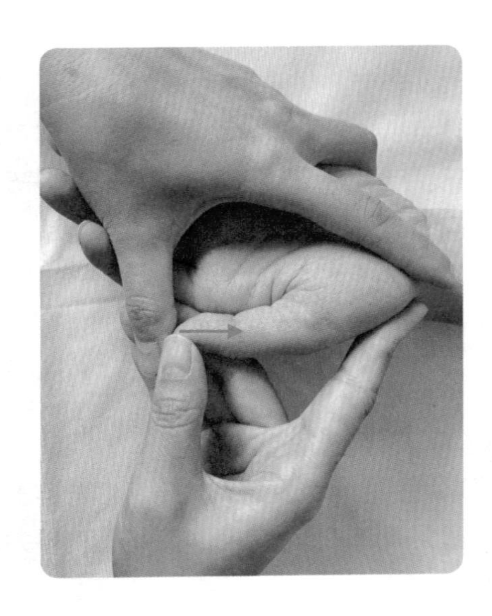

扫码观看操作

2. 补肾经

定位：小指掌面稍偏尺侧，自小指尖直至指根。

操作手法：从小指根部直推至指尖，100~300 次。

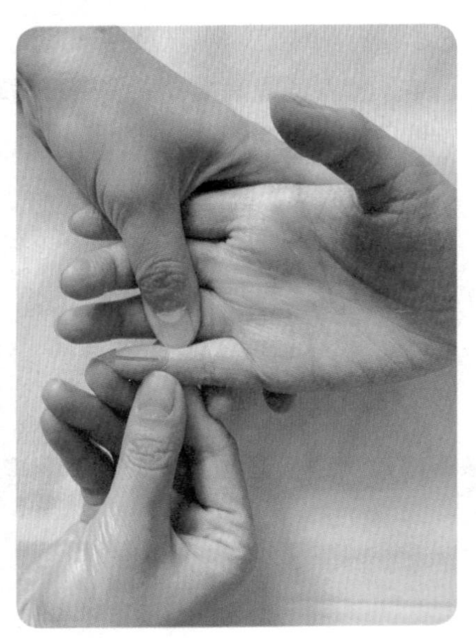

扫码观看操作

3. 摩揉关元

定位：下腹部，前正中线上，脐下 3 寸。

操作手法：以食指、中指、无名指三指并拢或掌根摩揉，1~3 分钟。

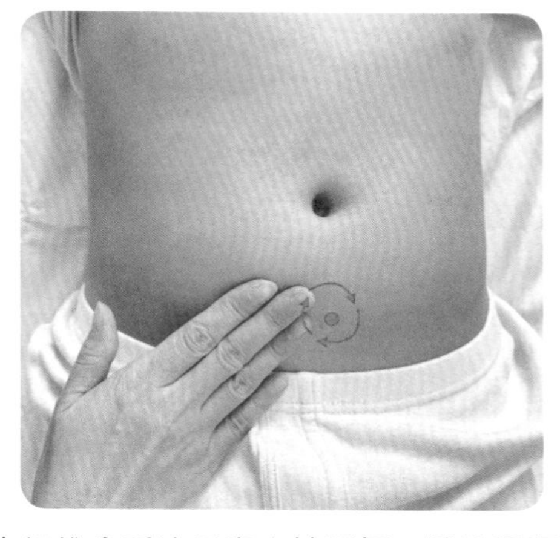

扫码观看操作

本组推拿手法具有大补元气，健脾暖肾的作用。

药膳小知识

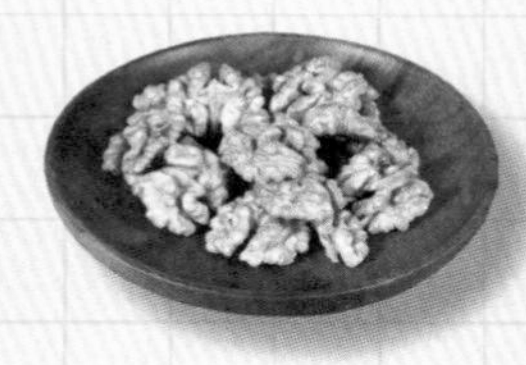

核桃仁

性味：味甘，性温。

归经：归肺、肾、大肠经。

功效：补温肾肺，润肠通便。

主治：肾阳虚衰、腰痛脚弱、小便频数、肺肾不足、虚寒咳喘、肺虚久咳、气喘、肠燥便秘等。

※ 根据中医“以形补形”的理论，常吃核桃仁有“补脑”的效果。根据现代药理研究，核桃仁中富含亚油酸、油酸、亚麻酸、蛋白质、碳水化合物、维生素 E、维生素 B_2 等，具有促进大脑智力发育及增强记忆力的效果，适合学龄期儿童作调理使用，但热性体质的小儿不可过服，以免上火。

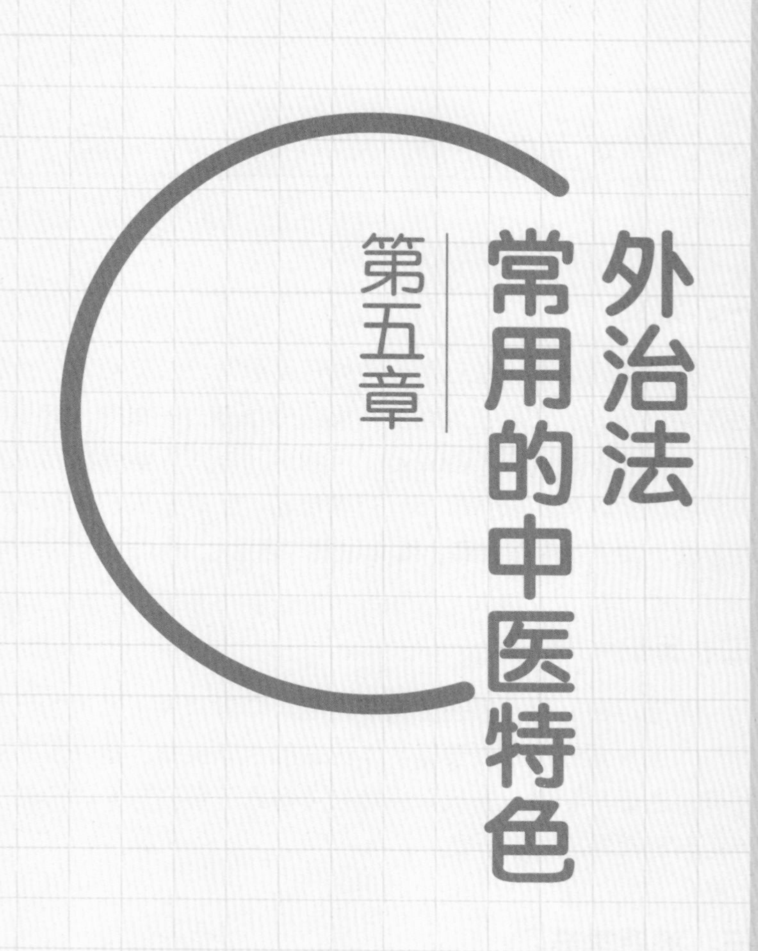

第五章 外治法常用的中医特色

膏方

一、定义

在中医理论里，膏方是一种具有高级营养滋补和治疗预防综合作用的成药。它是在大型复方汤剂的基础上，根据人的不同体质、临床表现而确立不同处方，经浓煎后掺入炼蜜或糖制成的半流体制剂，具有药物浓度高，药效稳定、口味怡人、体积小、服用方便、便于携带等优点，因而深受欢迎。

二、历史

膏方历史悠久，早在《黄帝内经》中就有关于膏剂的记载，而东汉张仲景在《金匮要略》中记载的大乌头膏、猪膏发煎是内服膏剂的最早记载。唐代孙思邈在《备急千金要方》中记载的膏方则与现代膏方大体一致。

三、服用季节

《黄帝内经·素问·四气调神大论篇》曰：“冬三月，此谓闭藏。”这就是说，冬季三月，万物生机潜伏，是补充和收藏的季节，符合“秋冬养阴”的要旨。因此冬季成为膏方进补的最理想季节。但随着存放条件的改善，且体质虚弱及其他病症并非局限于冬季发病，根据中医学“虚则补之，实则泻之”的理论，对于体虚或体内有实邪的患者，一年四季都可以选择适宜的膏方内服，以达到补虚或祛邪的目的。

四、优点

膏方口感良好、药效平和、效力持久、注重整体全面调理，不仅可以补虚，而且可以纠偏祛病。小儿脏腑娇嫩，患病后易损正气，导致虚证或虚实夹杂，或先天禀赋不足、脏腑虚弱，均适合运用膏方调补。传统中药汤剂口感较差，儿童服用困难，煎煮过程费时耗力，容易熬焦药物，同时因煎煮方法不一，同一剂药不同家长熬煮后效果不一。而膏方制剂口感香甜，服用简单，疗效确切，质量可控，是需要长期调理的患儿的较佳选择。

天灸

一、“三伏天灸”

“三伏天灸”根据中医“冬病夏治”理论，通过在“三伏天”刺激特定体表皮部，经由络脉、经脉的传导，改善经络气血的运行，对五脏六腑的生理功能和病理状态能够起到良好的调整作用。它可以纠正机体阴阳盛衰，使其趋于平衡，从而起到消除疾病、预防疾病的作用，属于中医特色保健疗法之一。

“三伏天”是一年中最热的时候。此时也是人体阳气盛极而阴气始生之时，属人体阴气潜伏的阶段。当“三伏天”过后，人体的阴气将不断增强，而阳气将不断减弱。此时通过温热灸法对人体不同穴位产生温热刺激，阳气会被人体吸收并慢慢生发生长，为体所用。冬季易患病的小儿本身阳气虚弱，发展至冬天则易出现阴寒内盛之病。若我们提前在阴气潜伏之时采取预防措施，可把“冬病”扼杀在萌芽阶段。

二、“三九天灸”

“三九”是指冬至节令后的三个“九天”，是一年中阴阳气机交替的重要时刻。在“三九”行天灸疗法贴敷穴位，能起到温阳益气、健脾固本、补肺益肾、祛风散寒、通经活络的功效，可使人体阳气充沛，抗寒能力增强，减轻病患的症状，减少疾病的发作。“三九天”贴药是“三伏天”贴药的补充和巩固，“三九”重在养阴，“三伏”重在养阳，二者配合，相辅相成，更可提高机体素质，调动机体免疫功能，增强肺、脾、肾等诸脏的生理功能，提高人体对气候变化的适应能力。

三、适应证

1. 呼吸系统疾病：支气管哮喘、过敏性鼻炎、反复呼吸道感染等。

2. 消化系统疾病：厌食、腹泻、消化不良等。

3. 泌尿系统疾病：尿频、遗尿等。

4. 其他：汗症、生长发育迟缓等。

5. 保健治疗：调节免疫，增强体质。

四、注意事项

1. 贴药当天不洗冷水澡。

2. 贴药后皮肤均有热感，如出现红肿、痒痛属正常现象，因个体皮肤耐受性不同，以皮肤感觉和耐受程度为观察指标，避免灼伤皮肤。

3. 如若贴药时间过长，导致皮肤出现大的水疱，应回医院处理，以防局部感染。

4. 贴药当天禁食生冷、油腻、过咸、辛辣食物，如各类冷饮、雪糕、鹅、鸭、炸鸡、薯条、鱼、虾等。

5. “天灸”的禁忌人群：孕妇及 2 岁以下婴幼儿；强过敏体质者；皮肤有疱、疖以及皮肤有破损者；疾病发作期（如发热、关节红肿热痛等）；有先天性心脏病、严重精神病、糖尿病（血糖控制不佳）、恶性肿瘤等器质性疾病者。

6. “天灸”贴药治疗建议坚持 3 年，对巩固治疗效果、增强机体功能和抗病能力较为有利。

药浴

一、定义及分类

药浴属中医传统的外治法之一，即用药液或含有药液的水洗浴全身或局部。我国最早的医方《五十二病方》中就有治婴儿癫痫的药浴方，《黄帝内经》中也有提到“其有邪者，渍形以为汗”的记载，可见药浴的历史非常悠久。药浴的方式包含泡浴、淋洗浴、烫洗、熏洗、坐浴、足浴等，其中足浴是儿童最为常用的药浴方式。

二、足浴

足浴俗称“泡脚”，是将双脚放在温热的水中浸泡一段时间的养生保健方法。所谓“人之有脚，犹似树之有根，树枯根先竭，人老脚先衰。”中医理论认为，脚部与五脏六腑、全身百骸通过经络连成有机整体，双脚是全身组织器官的缩影。中药足浴根据中药辨证论治原则、藏象学说、经络传导学说以及现代足部反射区理论，选配适当的中草药煎煮成中药热水液，对双足进行浸泡、浴洗，疏通双足经络，从而使机体各部位的气血运行通畅，各组织器官功能相应增强。足浴一年四季皆可进行，长期坚持能够起到增强代谢、预防感冒、补益正气、缓解疲劳、增进睡眠等功效。

三、足浴的方法

选用适合的足浴药物，将装有足浴药物的药袋放入锅中，加水 5 升，煮 15~20 分钟（水沸腾后再煮 5 分钟），将药液倒入浴盆中。儿童泡脚时，以药液泡过双侧踝关节为度，温度以

37 ~ 39℃（以小儿能接受为准则，切勿烫伤）为宜。太低起不到温通的效果，太高则容易烫伤皮肤。儿童每次泡脚时间通常为10~15分钟，以觉周身微热、后背有点潮或额头微微出汗为度。每天1次即可，最好在晚上8点左右，睡前进行。

四、注意事项

1. 餐前、餐后1小时不宜进行药浴。严格掌握水温，不可过热或过凉。

2. 若小儿出现持续哭闹、脸色苍白、局部皮肤瘙痒，应暂停。

3. 足浴完毕后，皮肤表面发红属于正常现象，需要及时用毛巾将水擦拭干净，穿鞋袜，注意保暖，以免受寒。

4. 有先天性心脏病、血友病、血小板减少、过敏性紫癜、皮肤病、外伤或皮肤烫伤等情况的儿童，不宜进行足浴。

香佩疗法

一、定义

香佩疗法也叫香囊疗法，源自中医的“衣冠疗法”。所谓“衣冠疗法”，即将药物佩戴在穿着的衣帽、鞋袜或饰物上，通过呼吸道或皮肤吸收而发挥其防病治病作用，属传统中医外治法之一，在唐代孙思邈《备急千金要方》、明代李时珍《本草纲目》等古籍中都有相关记载。香佩疗法作为一种防病治病的有效方法，受到了越来越多人的关注及喜爱。

二、组成及作用

制作香囊多以味辛香、功芳香避秽的中药为主，包括苍术、艾叶、檀香、石菖蒲、桂枝、白芷、佩兰、冰片、辛夷、苍耳子、肉桂等。现代的临床研究和药理实验证实，中药香囊中的挥发成分可以起到防病治病的作用，包括提高免疫力、防治流感、镇静安神、改善睡眠质量、缓和焦虑或抑郁情绪、抑制细菌、净化空气、治疗呕吐、防治鼻炎等。

三、使用方法

中药香囊可随身携带，晚上睡觉时放置于枕边，也可放置桌前、车内等经常活动的范围内，可根据情况多次嗅闻，可连续使用 2~3 个月。

四、注意事项

1. 香囊仅为外用，切勿拆包直接吸入。

2. 香囊请放置在幼童接触不到的地方，避免误食。

3. 患有因过敏引起的急性喘息性支气管炎、哮喘等严重疾病的患者，疾病发作期慎用香囊，建议在中医师的指导下使用。

药茶

一、定义

药茶也叫作“茶剂”，指将植物的花、根等洗净后直接泡用，或将中药材（可与茶叶结合）采用不同工艺制作成粗末茶、块状茶、袋泡茶等多种茶剂，以沸水冲泡或加水稍煎后饮用，以达到治疗疾病或者保健养生目的的一种传统中药剂型。药茶文化与中医药文化有着密切的关系，二者同为中华传统文化的重要组成部分。

二、起源及历史

唐代的《唐本草》明确了茶的药效。北宋《太平圣惠方》首次出现“药茶”的概念。元代药茶已经形成了体系，是药茶蓬勃发展的一个时期。明代《普济方》中记录了药茶专篇，《本草纲目》中也记载了大量茶方，并且出现了研究药茶的学者。元明时期是药茶发展的鼎盛时期，药茶已在临床上广泛运用。

三、日常应用

药茶具有药味少、药量轻、味道好的特点，同时拥有保健、养生的功效，尤其适用于慢性病的治疗，包括慢性咽炎、慢性便秘、高血压、肥胖症等，也适用于需要长期调理体质的儿童、妇女及亚健康人群。药茶种类繁多，日常必须根据不同的体质，选择不同的药茶作为调理之品，以免适得其反，产生不良的效果。

四、使用方法

将茶包放入茶杯中，加入沸水 250 毫升，加盖闷泡 10 分钟，每日 1 包，加开水续泡 3~4 次，频频饮服，饮用至茶色变浅、味淡，每日饮用 750~1000 毫升，不推荐隔夜服用。或直接将药茶放入锅中，加冷水 250 毫升浸泡 10~15 分钟后，煮沸即可，倒入杯中，频服。

五、注意事项

不同体质的人服用药茶有不同的禁忌证，如：特禀质类的人服用药茶，忌食大温大热及过敏食品和药品；阳虚质类的人服用药茶，忌食寒凉之食品和药品；阴虚质类的人服用药茶，忌食大温大热之食品和药品；痰湿质类的人服用药茶，忌食生冷寒凉及肥甘厚腻之食品。

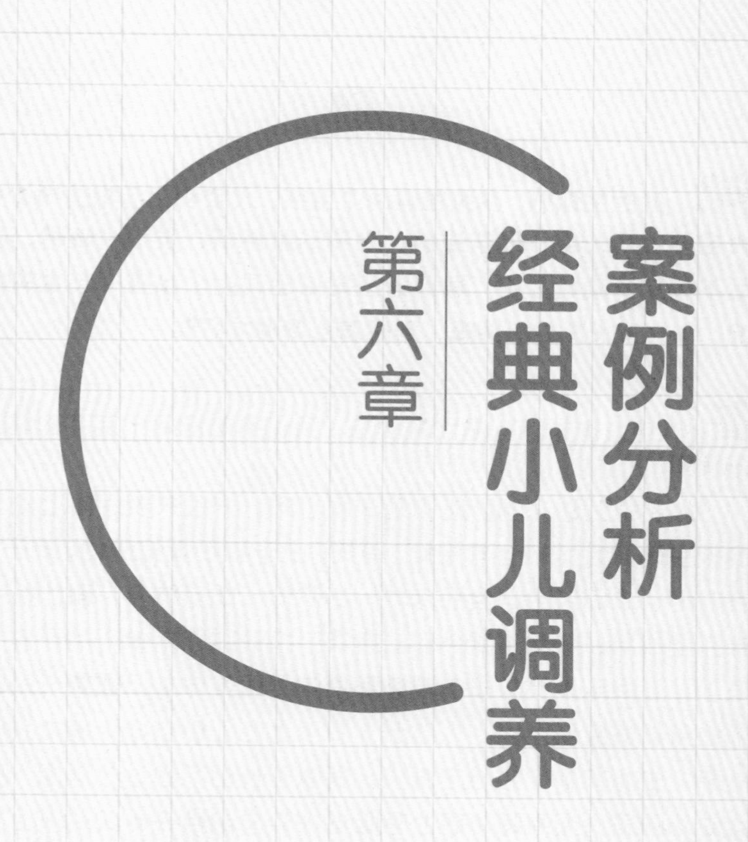

第六章 经典小儿调养案例分析

1

问： 叶医生您好，我家里有两个宝宝，大宝和二宝相差约2岁。大宝刚上幼儿园，经常生病，动不动就感冒、发热、咳嗽，回家后不久又传染给二宝，导致家里常常出现两个小孩一起生病的情况，作为家长真的很头痛，到底怎么调理才好？

答： 这位家长的问题比较复杂，我们不妨把两个宝宝的情况分开解释。

大宝刚上幼儿园，应该是3岁左右。一般来说，刚上幼儿园的孩子确实会比较容易生病。首先，由于孩子年纪尚幼，处于“五脏六腑，成而未全，全而未壮”的阶段，即身体各方面的机能尚未完全成熟，故易感受外邪。其次，孩子由原来单一的环境（家庭），转换到人员较多的复杂环境中（班集体），需要一段时间来让身体适应新环境。大部分5岁以上的儿童自身免疫力会明显提高，生病次数也会随之减少，所以家长们不必过分焦虑。孩童上幼儿园后，如果每年患上呼吸道感染总次数在6次或以上，且每次发病间隔时间超过7天，非常有可能属于反复呼吸道感染。如果大宝患有反复呼吸道感染，则建议先在医生的指导下进行正确的中医体质分类评估，再根据其体质分类选择不同的中药、膏方、食疗以及推拿等法进行日常调理。

我们再来分析一下二宝的情况。二宝年龄在1岁左右，是由于经常接触生病的大宝而染病的。由于感冒、咳嗽这类呼吸系统疾病主要是通过呼吸道传染的，所以，生病期间最重要的是做好两个孩子的隔离。有条件的家庭，最好及时将两个孩子分开照顾，以免互相传染。如果实在不能分开，也可以尝试将两个孩子吃饭的时间错开，并尽量不要一起玩耍和睡觉，以减少互相接触的机会。另外，家长还需注意做好居室的清洁卫生及通风工作，以降低疾病的传播概率。由于二宝年龄较小，我们不建议对他进行食疗调养（推荐 3 岁以上），但推拿是个不错的方法。日常可选择的推拿手法包括捏脊、补脾经、补肺经、工字擦背、摩腹等，每天坚持 10~15 分钟，可起到健脾补肺的作用，从而提高机体免疫力。

2

问： 叶医生您好，宝宝今年快 6 岁了，每年体检结果都显示身高、体重在中下水平，几乎排全班倒数了。别人都推荐我给孩子买些高能量奶粉来吃。我孩子都吃了“小安素”一年了，而且他平常吃东西真的不少的，每天都吃得肚子鼓鼓的！但怎么还是头发黄黄的、越来越瘦的样子？

答： 这位家长的关注重点主要在于宝宝的身高及体重增长方面。首先，身高增长是一个非常复杂的过程，其中涉及的影响因素很多，主要包括遗传、营养、运动、睡眠等。我们都说身高是“七分天注定，三分靠打拼”，充分说明了遗传的重要性，所以如果父母双方身高都不高，孩子的身高也会相应地受到影响。其次，我们在评估孩子的身高增长情况时必须要先了解孩子出生的情况，以及每年的身高增长值，而不能笼统地只看身高百分位曲线图来评判。例如，如果孩子早产出生，出生身长 45 cm（厘米）（正常均值 48~50 cm），第一年身高增长约 25 cm（正常均值 23.4~28 cm），第二、第三年身高分别增长 10 cm（正常均值 10.6~13.7 cm），3 岁后每年身高增长约 8cm（正常均值 7.6 cm~9 cm），目前身高为 114 cm，虽然少于平均值（118 cm），属中下水平，但其身高增长速度也是沿着他自己的“轨道”进行，家长不必因盲目追求均值而感到焦虑。由于本条问题中家长提供的信息有限，未提及孩子目前的身高、孩子每年身高增长值、父母双方身高以及孩子出生的情况等，我们无法评估孩子真实的身高发育情况。

从中医角度分析，孩子体重增长不佳，我们除了要考虑宝宝是否“吃不够”之外，还要反过来考虑宝宝是否由于“吃太多”而增长不佳。“疳证”是指小儿过食肥甘厚腻之物（包括奶类、蛋糕、肉类、糖果等）或长期患病、反复感染，导致脾胃受损、气液耗伤而形成的慢性病证。本条问题的家长为了增加宝宝的体重而长期使用“小安素”这类高热量的奶粉，而且孩子平时进食量也多（常常吃到肚子鼓鼓的），容易诱发小儿积滞病。时间长了，“积久成疳”，孩子脾胃功能受损，机体气血生化不足，最终出现头发枯黄、面黄肌瘦、体重不增等症状。治疗上，我们可以先进行食物过敏源测试，如果存在牛奶蛋白过敏反应，可将奶粉换成水解奶粉。然后，观察宝宝是否存在口臭、舌苔厚腻、腹胀、便秘等情况，如果有以上的表现，建议宝宝先少吃多餐，适当减少肉类、水果、奶粉等的摄入，从而减轻脾胃的负担。日常可采用健脾消积类的中药调养身体，如太子参、党参、茯苓、山楂、麦芽、莱菔子、白术、独脚金等，也可采用如“挑四缝”“耳穴压豆”“小儿捏脊”等中医外治法来加强治疗的效果。

问： 叶医生您好，我家宝宝今年 5 岁 6 个月了，患过敏性鼻炎 2 年多。虽然我日常也有给他用生理盐水冲洗鼻子，但他依然非常容易打喷嚏、流鼻涕，流的鼻涕都是清水样的。孩子晚上睡觉的时候经常会鼻塞，翻来覆去地睡不好。平时出去玩的时候，走几步路就说累了要抱抱，还爱出冷汗，手脚都不暖。胃口也不好，吃不了多少东西，还经常拉烂便。请问日常饮食有什么需要注意的吗？有没有比较适合他的食疗和推拿手法推荐呢？

答： 从这位家长提供的信息中，我们可以得到以下几点内容：

1. 孩子有较长时间的过敏性鼻炎病史，日常流清涕为主。
2. 虽然有规律清洗鼻腔，但症状无缓解。
3. 孩子日常容易累，爱出冷汗，手足不温。
4. 孩子胃纳不佳，常拉烂便。

从这几点内容可归纳出，孩子存在气虚及阳虚的情况。中医认为，“鼻为肺之外窍”，即鼻与肺的功能息息相关。当人体肺气充足时，鼻子就呼吸通畅，嗅觉灵敏；反之，当肺气虚弱时，就会出现鼻窍阻塞，气体交换不利的情况。本条问题的宝宝有长期的过敏性鼻炎病史，常有喷嚏、流清涕、鼻塞的情况，因此，我们认为这个孩子有“肺气虚”的情况。再者，从宝宝日常胃口不好，吃不了多少东西以及经常拉烂便可看出他的脾胃功能也不好，属“脾气虚”。宝宝气虚，精力不足，表现为日常容易累，经常要人抱；气虚不能固摄津液，故汗多。由于气属阳，气虚久了也会出现阳虚的症状，表现为出冷汗，手足不暖等阳气不足的表现。因此调理这个宝宝要从补气、温阳两方面入手。

日常要保持居室的清洁卫生（尤其是窗帘、床底这些易积尘的地方），不用地毯、布艺沙发等容易积尘的家具。孩子床上不要摆放毛绒玩具、毛毯等，日常穿着尽量以纯棉衣服为主；注意居室的通风，尽量减少宝宝对粉尘、花粉等的吸入；多带孩子晒太阳，适当的户外活动和体育锻炼对宝宝鼻炎的恢复大有裨益，如打篮球、打羽毛球、跳绳、游泳等；适时增减衣服，尤其是转季期间，对预防过敏性鼻炎发作非常重要。饮食方面，鼓励孩子多进食平性、温性、补肺健脾的食物。推荐的蔬菜有韭菜、节瓜、南瓜、豆角、山药、板栗、羊肚菌、虎乳菌、虫草花、黑虎掌菌等；水果推荐龙眼、樱桃、枣、无花果等；肉类推荐乳鸽、鹧鸪、鹌鹑、牛肉、泥鳅、白鳝、鳄鱼肉等，尽量不吃冰激凌和各类冷饮，少吃西瓜、梨子、香蕉、桑葚、奇异果、苦瓜、空心菜、西洋菜等性质较寒凉的食物。推拿手法推荐工字擦背、补肺经、推三关、补脾经、揉肺俞、捏脊等，每天坚持推拿 10~15 分钟，能起到健脾补肺、温阳补气的作用。另外，建议宝宝在每年的“三伏天”及“三九天”进行天灸贴敷，坚持 3 年以上，能有效减少过敏性鼻炎发作的频率。

4

问： 叶医生您好，我家闺女今年 10 岁了，从小到大都厌食、挑食，不爱吃饭，每天就吃几口白米饭和青菜，我很害怕她营养不良，但每年学校体检结果都显示体重在正常水平。请问这种情况需要治疗吗？

答： 其实，这位家长的提问内容非常有趣，我们来逐一分析。

首先，我们来解释一下厌食和挑食的区别。厌食是以较长时期厌恶进食、食量减少为特征的一种小儿常见病证，主要表现为长期食欲不振、厌恶进食、食量明显少于同龄正常儿童，病久可出现体型偏瘦的情况。挑食是指饮食过程中对某些食物挑剔或仅吃几种自己喜欢或习惯的食物，是一种儿童常见的不良行为习惯。可以看出，厌食更多是一种疾病的表现，而挑食则是一种行为问题。临床上，很多家长无法分清厌食及挑食的区别，认为孩子吃饭吃得少是疾病的表现，有些过分焦虑。例如，有些孩子平时正餐时间吃得少，但饭后不久就喊饿，要求加餐，或者平时在家吃得少，一出去吃麦当劳、肯德基这类快餐，就胃口大增，这些情况其实都不属于厌食，更多是挑食的表现。但有些孩子，无论什么时候都吃得很少，甚至一天什么都不吃都不会觉得饿，而且平常面色无光泽，体型瘦，这类孩子才是真正的厌食。对于挑食的治疗，我们主要建议家长言传身教，培养孩子良好的饮食习惯；除日常三顿正餐以外，其余时间绝不加餐，尽量保持孩子有一定的饥饿感；建立良好的用餐氛围，鼓励孩子尝试食物，不强迫、不恐吓孩子进食，这些都有利于纠正孩子挑食的行为。至于治疗厌食，中医则需要根据每个孩子体质及辨证的不同而用药，不可一概而论。

但有趣的是，按照这位家长的叙述，孩子长期吃的食物种类少（白饭及蔬菜为主），总量也少（每次吃几口），按理来说，体重应该下降才对啊，但为什么每年学校体检的结果都显示在正常水平呢？难道学校提供的体检报告是错误的吗？笔者猜测，这位家长的关注点可能只集中在吃饭过程中的短短1~2小时，而忽略了孩子其余时间的食物摄入。这些食物可包括各类水果、酸奶、蛋糕、奶粉等。这些食物中含糖量及热量都比较高，尤其是奶粉。所以在这些食物的"加持"下，有些孩子就算不爱吃饭，体重也不会下降。这种情况下，孩子一般不必口服药物治疗，但是需要家长及孩子共同努力，才能纠正孩子自身长期的不良饮食习惯。

5

问： 叶医生，您能不能简单介绍一下我们日常生活中各类食物的性质呢？我怕给孩子吃到不合适的食物而加重他脾虚的程度。谢谢！

答： 从中医角度来说，食物有分寒、凉、温、热、平五种不同的属性，这是根据食物进入人体后对身体产生的作用来划分的。通过了解食物的性质，选择合适的食物进食，可起到调节人体体质、预防及缓解疾病的作用。其中寒与凉、温与热，分别具有共同性，但凉次于寒、温次于热，只是程度上有差异。目前，关于食物性质的分类尚未有统一的标准，以下列举的食物性质主要参考中国中医药出版社出版的，由周俭主编的《中医营养学》，以供大家参考。

一、寒性、凉性

中医认为，寒性、凉性的食物多具有清热、泻火、解毒等作用，能够减轻热性体质及热性疾病（咽痛、黄痰、口渴、尿黄等）的程度，因此对于体质偏热，或者上火的人群，可适当多吃。但对于体质偏寒、脾胃虚弱等人群，尽量少吃。常见的性质寒、凉的食物包括：小米、大麦、荞麦、绿豆、白菜、芹菜、苋菜、空心菜、莴苣、西洋菜、黄瓜、苦瓜、竹笋、白萝卜、生莲藕、丝瓜、冬瓜、茄子、慈姑、荸荠、番茄、苹果、香橙、柚子、柠檬、西瓜、甜瓜、柿子、甘蔗、香蕉、梨、猕猴桃、橄榄、枇杷、山竹、草莓、桑葚、豆腐、紫菜、海带、蛤蜊、田螺、蚬肉、蛏子、蚌、螃蟹、兔肉、水牛肉、鸭蛋等。

二、热性、温性

热性、温性的食物大多具有温阳、散寒的作用，能够缓减寒性体质或寒性疾病（风寒、手足不温、怕冷、腹冷等）的程度，对于体质偏寒、凉的人群可适当多吃。但对于体质偏热或患有热性疾病的人群，尽量少吃或不吃。常见的性质偏温、热的食物有：糯米、高粱、刀豆、辣椒、大蒜、胡椒、洋葱、芥菜、香菜、茴香、生姜、草果、韭菜、韭黄、蒜薹、蒜苗、大葱、熟莲藕、核桃、大枣、樱桃、水蜜桃、杏、荔枝、龙眼、沙棘、杧果、波罗蜜、石榴、杨梅、榴梿、河虾、对虾、干贝、淡菜、鲩鱼、鲢鱼、鳙鱼、蚶、羊肉、黄牛肉、鹿肉、鸡肉、鹧鸪、羊奶、麦芽糖、红糖、醋、酒等。

三、平性

平性食物大多寒、热性质不明显，多具有健脾和胃、补益身体的作用，因此适合各类体质的人群食用。常见的平性食物包括：粳米、小麦、燕麦、玉米、青稞、甘薯、山药、芋头、马铃薯、黄豆、黑豆、豌豆、菠菜、香椿、包菜、甘蓝、胡萝卜、南瓜、葫芦瓜、木耳、银耳、蘑菇、香菇、橘子、梅子、李子、葡萄、芡实、栗子、白果、花生、黑芝麻、葵花籽、猪肉、驴肉、乌骨鸡肉、乳鸽、鹌鹑、鸭肉、牛奶、鸡蛋、鹌鹑蛋、甲鱼、龟肉、牡蛎、鲍鱼、鲫鱼、鲤鱼、青鱼、黄花鱼、带鱼、泥鳅、鲈鱼、鲳鱼、白鳝、海蜇、乌贼、蜂蜜等。

虽说平性食物更适合各类体质人群食用，但我们还是提倡小儿日常摄入的食物种类要多种多样，做到平衡膳食、科学搭配，尽量不要偏食哦！